식사만 바꿔도 젊어집니다

항노화 전문의가 알려주는
늙지 않는 식사법

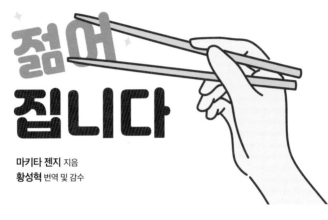

마키타 젠지 지음
황성혁 번역 및 감수

북드림

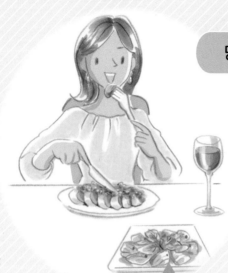

당질 제한을 실천하는 사람

30대

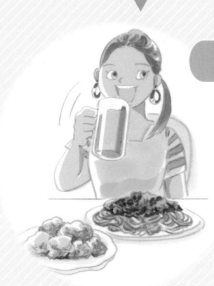

당질 제한을 하지 않는 사람

당질 제한은 비만과 노화를 피하는 지름길!

\노화가 천천히 옴/

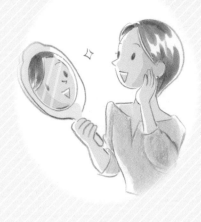

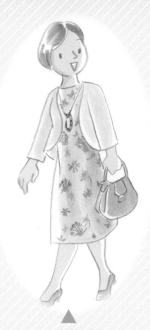

▲
40대

▲
50대

\노화가 빨리 옴/

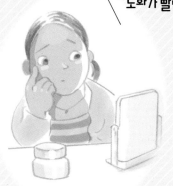

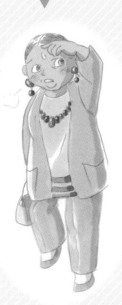

당질, 얼마나 알고 있나요?

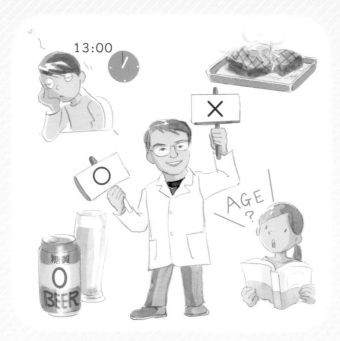

당질을 아는 것이 건강의 출발!

"건강 검진 결과도 문제가 없고, 그럭저럭 건강에도 신경 쓰고 있어요."

'나는 건강해!'라고 안심하고 있을지도 모르지만, 실제 당신의 건강 상태는 '적신호'일지도 모른다. 몸에 좋다고 생각하는 방법들을 애써 실천하고 있다고 해도 '당질'에 대한 올바른 지식이 없다면 좋은 결과로 이어지지 않는다. 오히려 건강을 해칠 수도 있다는 뜻이다.

5쪽의 간단한 '당질 이해도 테스트'로 당신의 건강 상태를 알아보자.

당질 이해도 테스트

Q1   영양 균형을 생각해서 밥 등의 주식 외에 국 한 가지와 반찬
     세 가지로 된 식단을 지키고 있다.

Q2   세끼를 정해진 시간에 먹고 식사 시간 외엔 배가 고파도 참는다.

Q3   당질과 당류의 차이를 잘 모른다.

Q4   고기는 레어(rare)보다는 바짝 구워 먹는 편이다.

Q5   지방은 살을 찌우므로 먹지 않는다.

Q6   운동 후에는 근력 향상을 위해 단백질 셰이크를 마신다.

Q7   당질 제한을 하면 근육이 빠지기 때문에 하고 싶지 않다.

Q8   점심 식사 뒤엔 식곤증이 밀려온다.

Q9   스트레스 해소에는 단것이 제일이라 생각한다.

Q10 'AGE(※)'라는 단어는 들어본 적도 없다.

※ AGE(Advanced Glycosylation End-products) : 세포의 노화를 촉진하
  는 물질로 단백질과 탄수화물을 동시에 가열할 때 발생한다. '최종 당화 산
  물' 또는 '당 독소'라고 표현하기도 한다.

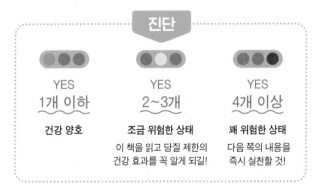

진단

YES
1개 이하
건강 양호

YES
2~3개
조금 위험한 상태
이 책을 읽고 당질 제한의
건강 효과를 꼭 알게 되길!

YES
4개 이상
꽤 위험한 상태
다음 쪽의 내용을
즉시 실천할 것!

당질 제한의 4가지 실천 포인트

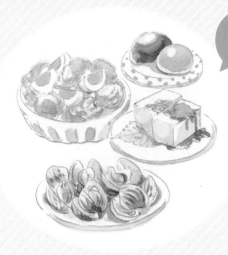

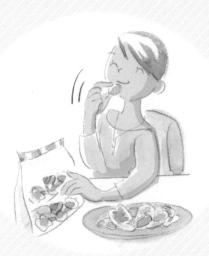

Point
1

밥 양을 줄이고 대신 반찬 수를
늘린다. ➡ 39쪽 「불안 2」 참고

Point
2

배가 너무 고프도록 있는 것은 NG.
식간에는 당질이 적은 간식을 먹는다.
➡ 39쪽 「불안 2」 참고

Point 3

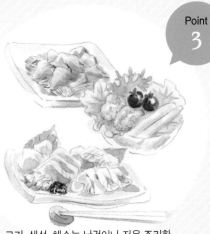

고기, 생선, 채소는 날것이나 저온 조리한 것을 먹는다. ➡ 142쪽 「Q2」 참고

Point 4

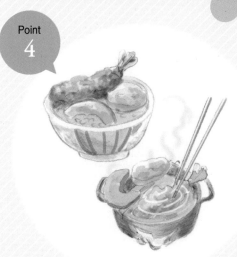

AGE가 대량 발생하는 고온 조리는 피한다.
➡ 122쪽 참고

적용 TIP

아침 5: 점심 5: 저녁 0
➡ 134쪽

당질은 지방과 함께
➡ 128쪽

식초와 레몬
➡ 124쪽

와인을 마신다
➡ 137쪽

당질 제한의
건강 효과

혈당 스파이크가
발생하지 않는다

건강한
체중 감량

노화
방지

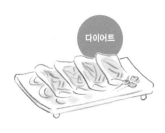

다이어트

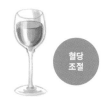

2장 사람은 왜 늙는가?
-당화가 노화를 가속화한다 • 59

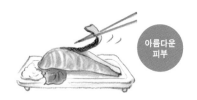

아름다운
피부

AGE를 막아 노화를 예방하는 당질 제한
-올바른 식단과 최신 건강 상식 · 109

5장 당질 및 AGE 제한을 위한
추천 식재료 • 149

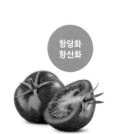

항당화
항산화

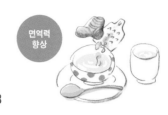

면역력 향상

피로 해소

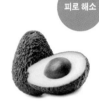

노화 방지

'건강'의 가치를 재인식하는 시대

다양한 연령대의 사람들이 독서를 취미로 하고 있다. 당신은 무엇 때문에 책을 읽는가? 재미를 위해, 새로운 것을 배우기 위해, 살림과 생활에 도움이 되기 위해… 등 목적은 다양할 것이다. 하지만 이제 '책을 읽는다'는 것에도 일종의 간절한 생각이 들어가게 된 것은 아닐까.

신종 코로나 바이러스 감염증 때문에 세상의 공기가 크게 바뀌었다. 특히 '건강이야말로 무엇과도 바꿀 수 없는 소중한 재산이다!'는 진리를 다시금 깨달았을 것이다. 이 책은 누구나 손에 잡기를 갈망하는 '건강', 그 건강을 얻는 데 꼭 필요한 음식과 관련된 내용을 마치 교과서처럼 쉽고 자세하게 설명하고 있다.

생화학의 진지한 탐구 끝에 도달한 '당질 제한'

나의 전공은 당뇨병인데, 이 병에 무서운 합병증이 뒤따른다는 사실을 모두 잘 알고 있을 것이라 생각한다. 그리고 그 합병증의 원인이 되는 것이 당질의 과다 섭취로 체내에서 생성되는 AGE(최종 당화 산물)이다.

나는 4년간 당뇨 합병증을 치료하는 연구를 계속한 끝에 세계 최초로 AGE 측정법을 개발했고, 일련의 성과를 종합해 발표한 논문들이 권위 있는 과학 및 의학 전문지에 게재되었다. 내 연구는 '생화학'이라는 학문에 입각하고 있다. 생화학이란 음식물이 체내에서 변화하고 유용하게 쓰이는 과정을 규명하는 학문이다. 예를 들면 '밥을 먹어서 생긴 포도당이 어떤 과정으로 에너지를 만들어내는가?'를 해명하는 것이다.

생화학은 마치 거북의 등껍질처럼 생긴 연속적인 화학식들의 나열이어서 전공 선택 시 꺼리는 의사들이 많지만, 나는 반대였다. '생화학은 인체의 변하지 않는 기본 구조를 나타내는 학문이며, 이 기본 구조에서 벗어나는 건강법이나 식사법은 성립될 수 없다.'는 생각으로 생화학을 진지하게 배우면서 연구에 몰두했다. 그 과정에서 당질의 위험성을 알게 된 것이다.

'왠지 모르지만'에서 확실한 지식으로

이제는 건강을 위해 당질을 제한해야 한다는 것은 상식이 되었다. '저탄수화물', '당질 제로' 같은 이름이 붙은 상품들이 점점 늘어나는 것을 보면 피부로 느낄 수 있을 것이다. 여러분은 어디선가 누군가에게 들은 정보로 '왠지 모르지만 몸에 좋을 것 같아서' 단 음식을 절제하기도 하고, 저녁에는 탄수화물을 안 먹기도 하면서 '당질 제한'을 시도해 본 경험이 있을 것이다.

그런데 이유도 모르면서 무작정 따라 하기보다는 제대로 알아두면 더 좋지 않을까. 당질, 즉 탄수화물이 그저 건강에 안 좋다는 막연한 생각에서 한 걸음 더 나아가 왜 안 좋은지에 관한 지식을 쌓고 이를 바탕으로 당질 제한을 일상화하기 바라는 마음을 이 책에 담았다.

당질 제한의 효과

당질만 제한해도 누구나 눈에 띌 만큼 확실하게 체중을 감량할 수 있기 때문에 '당질 제한 = 다이어트'라는 인식이 강하다. 그래서 사람들은 체중 감량의 한 방법으로 당질 제한을 선택하고 있지만 당질 제한의 효과는 체중 감량에 그치지 않는다. 당질 과다 섭취로 인해 생기는 여러 가지 질병을 예방하고 개선하는 건강상의 효과도 크다.

당질 과다 섭취는 혈당치의 심한 상하 변동을 초래하는 '혈당 스파이크'를 일으킨다. 혈당 스파이크가 빈번하게 발생하면 혈관벽에 큰 손상이 생기고 정신 건강에도 악영향을 미치는데, 당질을 제한하면 혈당 스파이크를 방지할 수 있다.

당질 제한의 또 다른 효과는 면역력 향상이다. 당질을 과다 섭취하면 내장 지방이 큰 폭으로 증가한다. 내장 지방이 증가하면 만성 염증이 생기고, 그로 인해 점점 면역력이 떨어지게 된다. 면역력이 저하된 몸은 암, 심근 경색, 뇌졸중, 알츠하이머병 등 다양한 질병에 걸리기 쉽고, 코로나 바이러스 감염증과 같은 새로운 질병에 감염될 위험 또한 높아질 수밖에 없다.

결론적으로, 당질 섭취를 잘 조절하면 외형적으로 살이 빠지는 것은 물론이고 건강의 관점에서는 훨씬 큰 변화가 일어난다. 혈당 스파이크가 감소하면서 만성 염증이 가라앉아 약해졌던 면역력이 부활하는 대혁명이 펼쳐지는 것이다.

　이 책에서 얻은 당질에 관한 지식을 효과적으로 활용하여 당질 제한에 도전해 보길 권한다. 머지않아 '건강'이라는 큰 재산을 손에 넣을 수 있을 것이다.

의학 박사 마키타 겐지

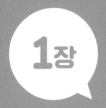

건강·다이어트·노화 예방의
핵심은?

건강·다이어트·노화 예방의 공통적인 핵심은 식사이다. 우리 몸은 식사를 통해 영양소를 섭취하고 여기서 에너지를 얻어 움직인다. 우리 몸에 필요한 영양소가 무엇인지, 각 영양소들은 어떤 역할을 하는지 자세히 알아보자!

당질이란 음식에 포함된 영양소 중 하나다. 영양소란 다음 중 하나에 해당하는 것을 말한다.

① 에너지원이 된다.
② 근육, 혈액, 골격(뼈, 근육, 인대) 등을 만든다.
③ 컨디션을 조절한다.

영양소는 건강한 몸을 만들고 활기차게 활동하기 위해 필요한 요소다. 당질, 단백질, 지질(지방)을 3대 영양소라 하고, 비타민, 미네랄까지 포함해서 5대 영양소라고 부른다. (당질은 탄수화물에서 식이 섬유를 제외한 것을 말하며 순탄수화물이라고도 한다.)

당질은 3대 영양소 중 하나이기 때문에 몸에 필요한 것, 몸에 좋은 것이라는 인식이 일반적인데 탄수화물 양을 줄인 당질 제한 식품들이 쏟아져 나오는 이유는 무엇일까?

◆ 당질의 '나쁜' 영향이 밝혀졌다

당질이 몸에 일으키는 가장 큰 문제는 뭐니 뭐니 해도 비만이며, 비만은 몸에 각종 질병을 일으키는 가장 큰 원인이다. 그리고 당질 과다 섭취는 노화의 원인 물질인 AGE(최종 당화 산물) 생성으로 이어진다. 게다가 중독성이 강하다는 점도 결코 가볍게 봐서는 안 될 부분이다.

◆ 당질은 어떤 것에 포함되어 있나?

당질은 단 음식과 탄수화물(밥이나 빵 등의 주식)에 많이 들어 있으며 채소나 과일 중에도 당질이 많이 함유된 것이 있다.

당질의 주요 작용과 과부족의 영향

	주요 작용	부족	과잉
당질	뇌와 근육의 에너지원	체중 감소	중성 지방으로 전환 - 비만과 질병 유발

당질은 여러 가지 식품에 포함되어 있다

주식	쌀 제품(밥, 떡), 밀 제품 (빵, 파스타, 면류) 등	

채소·콩·감자류	호박, 연근, 팥, 고구마 등	
과일	바나나, 수박, 귤 등	
유제품	우유, 요구르트 등	
간식류	과자, 케이크, 디저트 등	
술	맥주, 과실주, 막걸리 등	
음료	인스턴트커피, 주스, 탄산음료 등	

당질 과다 식품

※ 당질은 주식부터 간식까지 다양한 식품에 들어 있다. 우리가 흔히 먹는 식품에 들어 있으니 문제 의식 없이 자신도 모르는 사이에 매일매일 당질을 섭취하고 있는 것이다.

젠지 박사의 한마디 팁

과자처럼 '단맛'이 확실한 먹을거리는 건강에 좋지 않다는 생각에 피할 수 있지만 달지 않은 식품에도 당질이 들어 있다는 점을 잊으면 안 된다. 어떤 식품이나 메뉴에 당질이 많이 들었을까? 당질을 너무 많이 섭취하면 건강에 어떤 피해가 있을까? 이런 내용들을 제대로 알아두지 않으면 무심코 섭취한 당질이 당신의 건강을 해칠 것이다.

5대 영양소 중 하나인 당질은 곡류를 비롯해 단맛이 나는 식품에 많이 들어 있다. 밥이나 빵, 국수 등의 영양 성분 정보를 보면 탄수화물과 당류, 식이 섬유가 따로 표시되어 있는데 탄수화물에서 식이 섬유를 뺀 나머지가 당질 이다.

요즘 저탄수화물, 저당질을 내세운 제품이 많이 출시되고 있는데 영양 성분 정보에 표시된 당류의 양을 당질량으로 오해해서는 안 된다. 당질에는 당류로 분류되는 설탕 외에도 여러 가지 당류가 포함되기 때문이다.

◆ 당질과 당류의 차이를 알아보자

당류는 당질 중 하나이며, 당질은 당류, 올리고당류, 다당류, 당 알코올을 모 두 포함하는 말이다. 당질은 다음과 같이 분류된다.

● 당류 단당류와 이당류가 있다. 단당류에는 당의 최소 단위인 포도당과 과 당 등이 있다. 이당류로는 설탕, 유당 등이 있다. 참고로 설탕의 주성분은 자당이다.
● 올리고당류 단당이 2~10개 정도 붙은 것을 올리고당이라고 부른다.
● 다당류 단당이 수십에서 수천 개 이상 연결된 당으로 전분, 히알루론산 등 이 있다.
● 당 알코올 설탕 대체 감미료가 여기에 속하며 당류에 수소를 첨가하여 만 든 인공 감미료로는 자일리톨이나 환원 물엿이 있고, 자연에서 추출한 당 알코올 감미료에는 에리스리톨, 몽크 푸르트(나한과) 등이 있다. 장에서 잘 흡수되지 않는 것이 특징이다.

당질과 당류의 차이

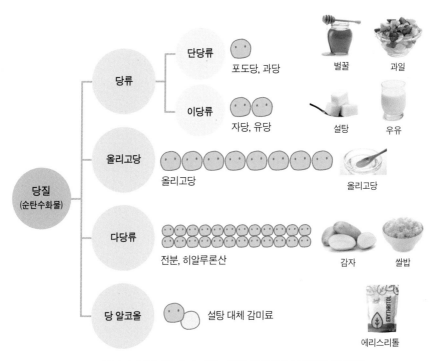

당류	단당류	포도당, 과당
	이당류	자당, 유당

벌꿀　과일
설탕　우유

올리고당 — 올리고당
올리고당

다당류 — 전분, 히알루론산
감자　쌀밥

당 알코올 — 설탕 대체 감미료
에리스리톨

당질
(순탄수화물)

※ '당질 제로'라면 당류, 올리고당류, 다당류, 당 알코올이 포함되어 있지 않다.
　'당류 제로'라면 당류 이외의 것이 포함되어 있다.

마키타 박사의 한마디 팁

'무설탕, 제로 칼로리'라고 표시되어 있어도 당질·당류가 완전히 없다고 할 수 없다. 식품 표시법에서는 식품 100g당(음료는 100㎖당) 함유량이 0.5g 미만이면 당질 0g, 당류 0g으로 표시해도 되기 때문이다. 당질 제한 식품을 선택할 때는 식품 성분표에 기재되어 있는 영양 정보 중 당질의 양을 체크하는 것이 좋다.

03 | 섭취한 당질은 어떻게 처리될까?
연료로 사용되거나 저장된다

당질은 그 자체로는 너무 커서 체내에서 사용할 수 없다. 그래서 위와 장에서 작은 크기의 포도당으로 분해된 다음 혈액 속으로 흡수된다. 혈액에 포함된 포도당의 양을 혈당치라고 부르며 단위는 mg/dl(밀리그램 퍼 데시리터)이다. 과자건 주먹밥이건 당질이 함유된 식품을 먹으면 혈당치가 상승한다.

◆ 당질은 몸의 연료가 된다

혈당치가 상승하면 췌장에서 인슐린이라는 호르몬이 분비된다. 호르몬이란 신체 내외의 상황이 변하더라도 생명 활동에 지장이 없도록 작용하는 화학 물질인데, 인슐린 호르몬은 다음과 같이 작용한다.

● 혈액 속의 포도당을 전신 세포의 연료로 사용할 수 있게 한다.
● 포도당을 간, 근육, 지방에 저장한다.

인슐린은 혈액 속의 포도당을 대사에 소모하거나 다른 조직에 보내 저장하는 작용을 하므로 혈당치를 떨어뜨린다.

◆ 쓰고 남은 당은 지방이 되어 비만으로

혈액 내 과도한 포도당은 나중에 연료로 쓰일 수 있도록 간이나 근육에 글리코겐 형태로 저장되지만, 저장량에는 한계가 있다. 포도당이 너무 많으면 간이나 근육에 다 저장할 수 없어 지방으로 전환되어 지방 세포에 축적된다. 즉 '살이 찐다'는 의미다. 당질을 과도하게 섭취하는 생활을 계속하면 쓰고 남은 포도당이 지방으로 축적되어 점점 살이 찌게 된다.

당질이 몸 안에서 처리되는 과정

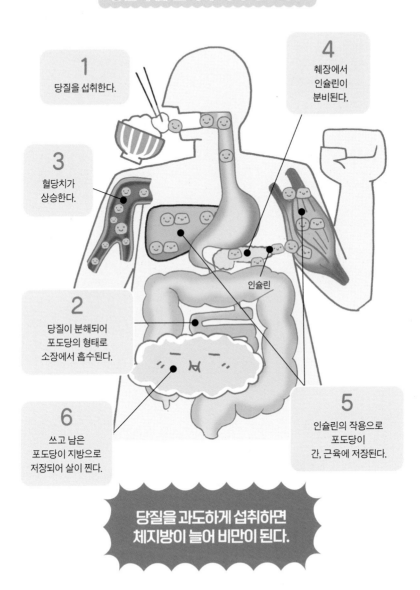

1
당질을 섭취한다.

3
혈당치가
상승한다.

4
췌장에서
인슐린이
분비된다.

2
당질이 분해되어
포도당의 형태로
소장에서 흡수된다.

인슐린

6
쓰고 남은
포도당이 지방으로
저장되어 살이 찐다.

5
인슐린의 작용으로
포도당이
간, 근육에 저장된다.

당질을 과도하게 섭취하면
체지방이 늘어 비만이 된다.

04 | 당질 섭취로 살이 찌면 무엇이 문제일까?
질병의 위험이 증가한다

과다하게 섭취한 당질은 지방이 되어 몸에 쌓이지만, 지방 자체가 나쁜 것은 아니다. 물론 지방이 너무 많으면 문제가 되지만, 애초에 지방은 우리 몸에 필요한 것이다. 지방은 추위, 더위로부터 몸을 보호하는 '단열재'와 외부 충격을 완화하는 '완충재' 역할 외에 장기의 위치를 유지하는 기능까지 있다. 그러나 지방이 너무 많아져서 간에 쌓이면 '지방간'이, 피하 조직에서 쌓이면 '비만'이 되며 그 밖에도 다양한 질병을 일으킬 수 있다(27쪽 참조).

◆ 마키타식 BMI는 약간 느슨하게

지방의 증가나 감소는 체중으로 확실히 확인할 수 있으므로 체중 관리는 건강 관리의 첫걸음이다. BMI(비만 지수)를 적정하게 유지하기만 해도 비만이 원인인 질병들을 예방할 수 있다.

BMI 판정 기준을 오른쪽에 게재하였는데, 일본 국립 암센터 등의 연구에서 BMI가 30 이상인 사람의 사망률이 증가한 것으로 나타났다. 그 결과를 반영해서 설정한 것이 '마키타식 연령별 목표 BMI'이다.

마키타 박사의 한마디 팁

당뇨병 전문의의 관점에서 연령별 목표 BMI 수치를 다음과 같이 설정하고 있다. 목표치를 유지하기 위한 당질 섭취법도 참고하기 바란다.

● 마키타식 연령별 목표 BMI

목표 BMI	당질 섭취 방법
44세 이하 남성 22 정도 여성 20 정도	당질을 많이 섭취하기 쉬운 세대이므로 일상적인 당질 제한 필요
45~64세 남성 22~30 정도 여성 20~25 정도	당질 제한을 습관화하지 않아도 OK. 목표치를 초과하면 당질 제한 필요
65세 이하 남녀 30 이하	목표치를 초과하거나 초과할 것 같으면 당질 제한 필요

비만이 일으키는 주된 질병

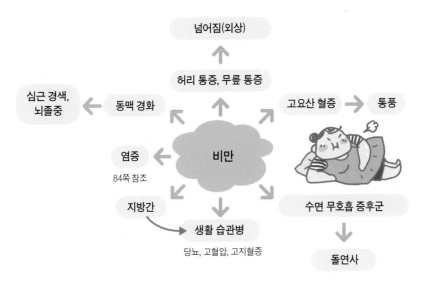

넘어짐(외상)

허리 통증, 무릎 통증

심근 경색, 뇌졸중 ← 동맥 경화

고요산 혈증 → 통풍

염증
84쪽 참조

비만

지방간

생활 습관병
당뇨, 고혈압, 고지혈증

수면 무호흡 증후군

돌연사

비만의 지표 BMI

$$BMI = 체중 \div (키)^2$$

체중은 킬로그램(kg), 키는 미터(m)로 계산한다.

대한비만학회
비만 진료 지침

※ BMI의 계산식은 세계
공통이지만 비만도를
판정하는 기준은 국가
마다 다르다.

BMI 수치		판정
18.5 미만	→	저체중(마른 체형)
18.5~23 미만	→	보통 체중
23~25 미만	→	과체중
25~30 미만	→	1단계 비만
30~35 미만	→	2단계 비만
35 이상	→	3단계 비만(고도 비만)

05 | 당질 과다 섭취와 혈당치의 관계는?
위험천만! 혈당 스파이크가 발생한다

식사를 하면 혈액으로 포도당이 흡수되는데, 혈액 내에 포도당이 많이 증가하면(고혈당 상태) 포도당 때문에 혈관 내부가 손상된다. 그리고 동맥 경화가 진행되면서 고혈압도 발생할 수 있다. 혈당을 낮추는 인슐린이 분비되는 덕분에 이처럼 나쁜 방향으로의 진행이 억제되고 있지만, 인슐린 분비량이 줄거나 인슐린이 제때 분비되지 못하면 혈당은 계속 높은 상태로 유지된다. 이런 상태를 '당뇨병'이라고 한다.

당질이 많은 음식을 계속 섭취하다 보면 포도당을 처리하기 위해 인슐린을 많이, 자주 분비해야 한다. 이처럼 계속해서 인슐린을 분비하다 보면 췌장이 점점 피로하게 되고, 그 결과 인슐린을 제대로 분비하지 못하게 되면서 혈당치가 올라간 채 떨어지지 않게 되는 것이다.

당뇨병의 전 단계로 주의해야 할 것이 '혈당 스파이크'다. 혈당 스파이크는 혈당이 급상승했다가 급강하하는 것으로 다음과 같은 과정을 거친다.

많은 양의 당질 섭취 → 혈당치 급상승 → 혈당치를 낮추고자 췌장에서 대량의 인슐린 분비 → 혈당이 급격하게 떨어져서 저혈당 상태 돌입.

◆ 혈당치는 완만한 변화가 이상적
혈당은 완만하게 올라갔다가 내려가는 것이 이상적인데, 건강한 사람이 적당한 양의 당질을 섭취할 때는 혈당이 급격히 상승하는 일이 일어나지 않는다. 이처럼 혈당치의 완만한 변화가 중요하다. 혈당이 위아래로 너무 요동치면 혈관에 큰 손상을 입기 때문이다.

혈당 스파이크와 혈당치

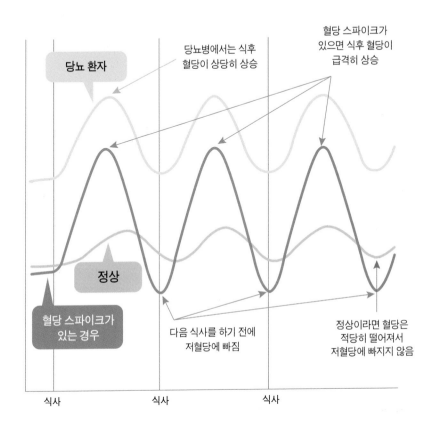

※ 혈당 스파이크가 있는 사람은 평소 혈당치는 정상이어서 문제가 없지만, 식후에는 짧은 시간에 혈당이 급격하게 오르내리는 현상을 겪게 된다.

혈당 스파이크가 반복되면 혈관이 손상되는데, 혈관이 건강하지 못하면 동맥 경화가 발생해서 심근 경색이나 뇌졸중으로 이어질 수도 있다. 그리고 혈당을 낮추는 역할을 하는 인슐린이 증가한 상태 역시 몸에 나쁜 영향을 미친다. 알츠하이머병이나 암 발생의 위험을 높일 수 있기 때문이다. 따라서 혈당은 적정한 범위 안에서 유지되는 것이 가장 중요하다.

공복 혈당은 99mg/dl 이하가 바람직하지만, 70보다 내려가면 주의해야 한다. 저혈당 범위에 들어가면 다양한 증상이 나타날 수 있다.

◆ 불안이나 초조 등 멘탈에도 영향

혈당치가 70mg/dl를 밑돌면 졸음, 두통, 메스꺼움 등의 증상 외에도 '의욕 저하', '초조함' 같은 상태가 될 수 있다. 여기서 혈당이 더 떨어져 50mg/dl를 밑돌면 두근거림, 어지러움, 떨림, 혈압 상승 그리고 맥박과 호흡이 빨라지는 등 몸 상태에 분명한 변화가 나타난다. 30mg/dl를 밑돌면 의식이 몽롱해지거나 경련을 일으킬 수도 있다.

혈당 스파이크가 지속되면 인슐린이 적절하게 분비되지 않는데, 과도하게 분비되었을 때는 혈당치를 필요 이상으로 낮춰 버린다. 이런 상태를 '반응성 저혈당증'이라 부른다. 가슴 두근거림, 호흡 곤란, 식은땀 외에도 불안감, 초조감, 집중력 저하 등의 증상이 나타난다. 정신적인 면에서 증상이 심해 신경정신과를 찾을 경우에는 우울증이나 자율신경 실조증(autonomic dysfunction)으로 오진되기도 한다.

저혈당에서 나타나는 주요 증상

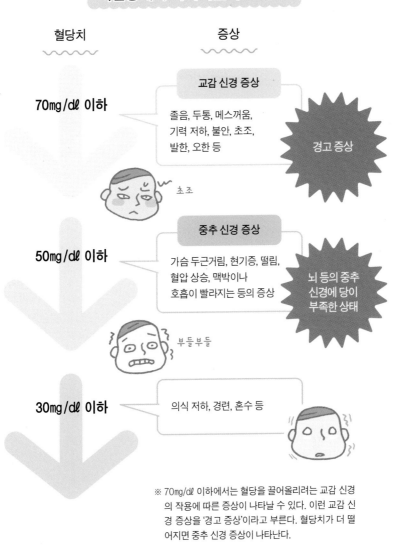

혈당치

증상

교감 신경 증상

70mg/dl 이하

졸음, 두통, 메스꺼움,
기력 저하, 불안, 초조,
발한, 오한 등

경고 증상

초조

중추 신경 증상

50mg/dl 이하

가슴 두근거림, 현기증, 떨림,
혈압 상승, 맥박이나
호흡이 빨라지는 등의 증상

뇌 등의 중추
신경에 당이
부족한 상태

부들부들

30mg/dl 이하

의식 저하, 경련, 혼수 등

※ 70mg/dl 이하에서는 혈당을 끌어올리려는 교감 신경
의 작용에 따른 증상이 나타날 수 있다. 이런 교감 신
경 증상을 '경고 증상'이라고 부른다. 혈당치가 더 떨
어지면 중추 신경 증상이 나타난다.

혈당 스파이크는 식후 1~2시간의 혈당치를 측정해서 판정할 수 있다. 이때의 혈당이 140 mg/dl 이상이면 혈당 스파이크가 일어나고 있는 것이다. 일반 가정에서 식후 혈당을 측정하기란 상당히 어려운 일인데, 식후는 물론이거니와 취침 중의 혈당치까지 포함해 아주 일상적인 혈당치의 변동을 수일에 걸쳐 세밀하고 정확하게 측정하는 방법이 존재한다(56쪽 참조). 여기서는 간단하게 측정할 수 있는 방법을 소개하겠다.

◆ 혈당치는 건강 지수

최근에는 체중계 기능이 향상되어 체중뿐만 아니라 체지방률, 기초 대사, 체중과 BMI(26쪽 참조), 골격근(근육, 인대, 뼈 등)의 비율 등도 집에서 쉽게 파악할 수 있게 되었다. 가정용 혈압계를 애용하는 사람도 많을 것이라 생각한다. 건강에 관련된 수치에는 여러 가지가 있지만, 가장 중요한 것 중 하나가 혈당치임을 잊지 말자.

◆ 건강 진단으로는 혈당 스파이크를 알 수 없다

혈당치가 건강에 매우 중요한 수치이긴 하지만, 건강하다고 생각하는 사람들이 혈당을 자주 측정하는 경우는 거의 없을 것이다. 혈당치를 측정하는 것은 기껏해야 1년에 한 번 있는 건강 검진 때가 아닐까? 하지만 건강 검진은 전날 밤부터 금식한 상태에서 받기 때문에 거기서 알 수 있는 것은 공복 혈당뿐이다. 따라서 이것만으로 식후에 혈당이 급격히 오르내리는 혈당 스파이크를 겪고 있는지 여부를 판단할 수 없다. 33쪽의 체크 리스트를 통해 혈당 스파이크가 일어나고 있는지 알아보자.

혈당 스파이크 체크 리스트

다음 질문 중
몇 개에 해당하나요?

☐ 아침을 먹지 않는다.

☐ 식사는 10분 안에 끝낸다. (빨리 먹기)

☐ 탄수화물 위주로 식사한다.

☐ 단것을 좋아한다.

☐ 종종 끼니를 거르거나 식사 시간이 불규칙하다.

☐ 식후에는 몸을 움직이는 것이 귀찮다.

☐ 식후 2시간 안에 멍해지거나 심한 졸음을 느낀다.

☐ 다이어트 ⋯ 요요 경험이 2회 이상 있다.

☐ 수면 시간이 6시간 이하다.

☐ 자도 자도 피곤이 안 풀린다.

☐ 평소에 운동을 전혀 하지 않는다.

결과

2개 이하
혈당 스파이크의 위험은 아주 낮을 것이다.
당질 과다 섭취에만 주의하면 충분하다.

3~6개
혈당 스파이크가 발생하는 경우가 있을 것이다.
올바른 당질 제한 지식을 몸에 익혀 생활을 개선해야 한다.

7개 이상
혈당 스파이크를 자주 일으키고 있을 것이다.
식사·운동 습관을 포함해 생활을 완전히 바꿀 각오가 필요하다.

08 | 당질이 자꾸 먹고 싶어지는 이유는?
당질의 중독성 때문이다

인간은 욕망이 충족되었을 때 매우 행복해진다. 그것은 '뇌 안의 마약성 물질'이라고도 불리는 도파민이 뇌에서 방출되기 때문이다. 도파민은 신경 전달 물질의 하나로, 뇌에 강한 행복감(=쾌감)을 가져다준다. 뇌는 쾌감에 매료되어 쾌감을 얻고자 같은 행동을 몇 번이나 반복하는데 이러한 뇌 구조를 교묘하게 이용한 것이 각성제 등의 불법 약물이다. 불법 약물은 대량의 도파민을 방출시켜 강한 쾌감을 만들고 그 쾌감에 빠져 계속 복용하다 보면 어느새 중독되는 것이다.

사실 우리 주변에도 불법 약물처럼 중독 증상을 유발하는 것이 있다. 법적 규제도 없고 어린아이도 쉽게 구할 수 있으나 건강을 해칠 정도로 중독성이 있는, 인간에게 매우 친숙한 중독 물질은 바로 '당질'이다. 당질을 섭취하면 뇌에서는 불법 약물을 복용했을 때와 똑같은 일이 발생한다. 도파민이 대량 방출되어 강한 쾌감을 느낄 수 있는 것이다.

◆ 많이 먹지 않으면 만족할 수 없다

중독 증상이 무서운 것은 섭취량이 점점 늘어난다는 점이다. 중독성 물질의 자극에 뇌가 차츰 익숙해지므로 쾌감을 위해서 점점 더 많은 양을 필요로 하기 때문이다. 결국 당질 중독은 급격하게 건강이 나빠질 위험이 있음을 의미한다.

식후에 또는 기분 전환용으로 마시는 커피에 넣는 설탕의 양이 조금씩 늘어나고 있다. 간식으로 먹는 쿠키는 과거에는 한두 개면 만족스러웠는데, 정신을 차리고 보니 반 봉지 이상을 먹게 되었고 이제는 한 봉지를 비워버리는 것이 당연한 일이 되었다…. 자신의 상황이 이와 비슷하다면 당질 중독일 가능성이 있다. 당질을 일단 먹기 시작하면 멈출 수 없는 것은 단지 '맛있어서'

'피곤해서' '당분이 당겨서'가 아니라 당질 중독에 빠져 있기 때문이다.

◆ 금단 증상으로 더욱더 당질을 원하게 된다

도파민은 쾌감을 가져다주지만 잠시 후 효과가 떨어지면 불안과 초조함 등 지금까지의 쾌감이 정반대로 급변해 불쾌한 기분이 퍼지게 된다. 즉 '금단 증상'이 일어나는 것이다. 이는 혈당이 떨어졌기 때문이며, 금단 증상을 진정시키려면 또다시 당질을 섭취하는 것 외에는 방법이 없다.

당질 중독 상태에서는 깨어 있는 내내 당질이 너무 당겨서 견디기가 힘들어진다. 당질을 섭취하는 간격이 벌어지면 졸림, 권태감, 두통, 집중력 저하, 불쾌감 등 불안 증상(저혈당 증상)이 나타나기 때문이다. 그래서 다시 당질을 섭취해서 도파민으로 쾌감을 얻고, 그 효과가 사라져 불쾌한 증상이 나타나면 이를 해결하고자 또다시 당질을 탐닉하고…. 당질 중독의 수렁은 점점 더 깊어져만 간다.

중독으로 이어지는 과다 당질 섭취

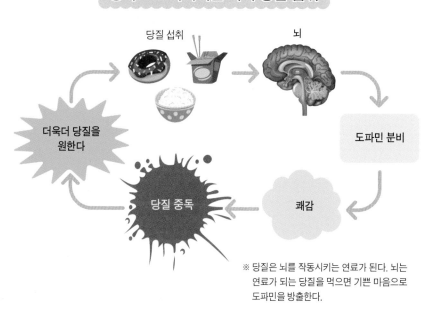

당질 섭취

뇌

도파민 분비

쾌감

당질 중독

더욱더 당질을 원한다

※ 당질은 뇌를 작동시키는 연료가 된다. 뇌는 연료가 되는 당질을 먹으면 기쁜 마음으로 도파민을 방출한다.

'렙틴'이라는 호르몬이 있다. 식욕을 억제해 과식을 막아준다고 해서 '살 빠지는 호르몬'이라고도 부른다.

◆ 식사 중 렙틴이 분비되면 식욕이 억제된다

렙틴은 지방에서 분비되는 호르몬이다. 포만 중추를 자극하여 식욕이 안정될 수 있도록 뇌에 작용한다. 렙틴의 목적은 몸이 살찌지 않게 하는 것. 음식을 먹기 시작한 지 20~30분 정도 지나 지방에서 렙틴이 분비되면 뇌는 배가 부르다고 판단한다. "빨리 먹으면 살찐다."는 말이 있는데, 이는 음식을 빨리 먹으면 렙틴이 분비되어 배부름을 느끼기 전에 계속 먹어버리기 때문이다.

또한 렙틴에는 교감 신경을 활발하게 하는 기능도 있다. 교감 신경이 작용하면 에너지가 사용되기 때문에 지방을 태우기 쉬워진다.

◆ 살이 많이 찔수록 살을 빼기 어려워진다

렙틴은 지방에서 분비되기 때문에 뚱뚱하면 그만큼 더 많이 분비될 것 같은데, 유감스럽게도 그렇게 단순하게 작동하지 않는다. 살이 찌면 렙틴의 분비량이 감소해 버리기 때문이다. 또 렙틴을 활성화시키려면 렙틴을 잡아챌 수 있는 '수용체(호르몬 등을 받아서 세포에 전달)'가 제대로 작동해야 하는데, 체지방이 많아지면 렙틴 수용체가 잘 작동하지 않는 것으로 알려져 있다. 따라서 당질을 과다 섭취해서 체지방이 늘어나면 식욕을 억제하는 작용이 떨어져서 점점 살이 찌게 된다.

살이 찔수록 살 빠지는 호르몬인 '렙틴'이 작동하지 않는다

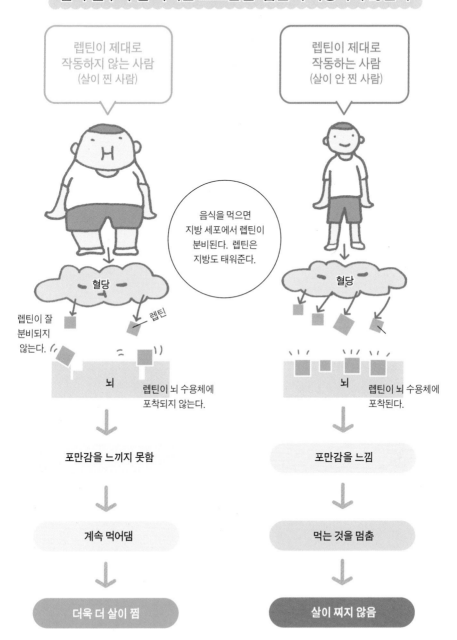

당질 제한, 몸에 나쁘지 않을까?

당질 제한이 최강의 다이어트법이라고 듣기는 했는데
간단하면서 효과가 있다고 하니 오히려 불안하다는 분들에게

당질을 너무 많이 섭취하면 비만이 되고, 비만이 원인이 되어 여러 가지 질병이 생길 수 있다. 당질을 과다하게 섭취하면 '당질 중독'(34쪽 참조) 상태가 되어 혈당치가 위아래로 심하게 요동치는 혈당 스파이크를 겪게 되는데 이것은 정신 건강에도 영향을 미치는 등 단점만 차고 넘칠 뿐이다. 다만 이런 상태가 되는 이유는 '당질을 너무 많이 섭취하고 있기' 때문이지 당질 자체가 나쁜 것은 아니다.

당질 섭취량의 기준으로 삼았으면 하는 것이 '마키타식 연령별 목표 BMI'(26쪽 참조)이다. 여기에 맞춰 당질의 양을 조절해 나가면 체중 감량은 물론이고 심신의 만족스러운 건강 효과를 가져올 수 있다. 그런데도 '당질 제한'에 다음과 같은 의문과 불안을 느끼는 분들이 있다. 살펴보고 가자.

> **불안 1**
>
> ### 당질을 제한하면 저혈당에 빠지지 않을까?

당질은 포도당으로 분해되어 전신의 세포에 소중한 연료가 된다. 포도당의 양이 줄어서 저혈당이 되면 혈당을 올리기 위한 호르몬이 총출동한다. 혈당을 높이는 호르몬은 여러 가지가 있기 때문에(90쪽 참조) 당질을 적게 섭취하더라도 저혈당에 빠질 염려는 없다. 또한 저혈당을 방지하기 위해서 간에 저장되었던 당도 사용된다(98쪽 참조).

다만 당질을 듬뿍 먹는 것이 습관화되어 있다면 저혈당 위험도가 증가한다. 매 끼니마다 혈당 스파이크가 반복되는 식생활을 하고 있다면 반응성 저혈당증에 빠질 위험이 있는 것이다(30쪽 참조). 당질 제한을 통해 당질 과잉 섭취에 제동을 걸어주면 반응성 저혈당증의 발생도 예방할 수 있다.

당질 제한을 하면 배가 고프지 않을까?

당질 제한을 하면 간단하게 체중을 감량할 수 있다. 시험 삼아 오늘부터 저녁에만 밥 등 주식을 빼고 먹어보자. 효과가 빨리 나타나는 사람은 바로 그 다음 날에 체중이 줄 수도 있다. 그런데 이렇게 쉽게 살이 빠지면 이면에 뭔가 있지는 않을까 의심이 들지도 모른다. 예를 들면 '극심한 공복감' 같은 것 말이다.

물론 당질 섭취는 줄여야 하지만 생선, 고기, 채소는 충분히 먹어도 괜찮다. 배고픔을 느낄 때는 당질이 적은 견과류나 카카오 초콜릿(187쪽 참조) 등을 간식으로 먹어도 문제없다.

칼로리를 제한하는 기존 다이어트 방식에 흔하게 뒤따르는 배고픈 고통이 없다는 것은 획기적이라고 할 수 있다. 간단하면서 효과는 뛰어나고, 무엇보다도 굶을 필요가 없다는 것이 '당질 제한' 다이어트의 매력이다. 다만 '당질이 아니면 마음껏 먹어도 된다.'는 의미는 아니다. 최근 배를 80% 채우는 것보다 70% 정도 채우는 것이 건강에 좋다는 연구 결과도 있었다.

쉽게 살을 뺄 수 있다면 요요도 쉽게 오지 않을까?

당질 제한에서는 요요 현상이 쉽게 발생하지 않는다. 요요 가능성을 높이는 행위는 '심하게 참는 것'이다. 예를 들면 끼니때마다 두 공기씩 먹던 흰쌀밥을 단번에 끊으면 체중은 당연히 감소한다. 하지만 이것은 엄청난 스트레스를 초래한다. 반면 당질 제한은 심하게 참거나 굶을 필요가 없다.

물론 극단적인 당질 제한을 하면서 '참고 또 참기'를 반복한다면 저칼로리 다이어트와 별반 다를 게 없다. 이런 방법으로 목표 체중에 도달했다고 해도 보상 심리로 당질을 다시 찾게 되고 결국 요요가 오고 만다.

10 | 단백질은 어떤 역할을 할까?
모든 신체 부위의 재료가 된다

당질(탄수화물), 지질과 함께 3대 영양소 중 하나인 단백질은 고기, 해산물, 달걀, 콩 제품, 유제품 등에 많이 포함된 영양소다. 신체의 약 60%를 차지하는 것이 수분이고, 그다음으로 많은 것이 단백질이다. 그 비율은 약 20%에 이른다.

◆ 인체는 단백질로 이루어져 있다

단백질이 이렇게 풍부하게 인체에 존재하는 것은 단백질이 '몸을 만드는 재료'이기 때문이다. 머리카락, 손톱, 피부, 뼈, 내장, 근육, 혈액, 호르몬, 효소 등은 모두 단백질이 재료다. 몸의 모든 곳에 단백질이 존재하고 있는 것이다.

참고로 효소란 소화나 흡수, 대사 등 체내에서 이루어지는 화학 반응을 촉진하는 것으로, 예를 들면 당질을 분해하는 효소 등이 있다.

◆ 단백질은 아미노산의 집합체

단백질은 20종류의 아미노산이 연결되어 만들어진다. 아미노산이란 단백질의 근원이며 단백질을 구성하는 것으로 기억해 두면 좋을 것이다. 20가지 아미노산 중 하나라도 빠지면 단백질을 만들 수 없다.

20가지 아미노산 중 체내에서 합성할 수 있는 11가지를 '비필수 아미노산'이라 하고, 합성할 수 없는 9종류를 '필수 아미노산'이라고 부른다. 필수 아미노산은 몸에서 만들 수 없기 때문에 식품에서 섭취하지 않으면 안 된다. 20종의 아미노산이 다양하게 조합해 인간의 몸에 존재하는 약 10만 가지의 단백질이 만들어지는 것이다.

단백질의 주요 기능과 과부족의 영향

	주요 기능	과다 섭취	부족
단백질	몸을 만드는 재료	배설됨	피부와 모발 트러블, 근육량 감소

포함된 식품

생선, 지방이 적은 고기, 달걀, 유제품, 콩, 콩 제품 등

몸의 약 20%는 단백질

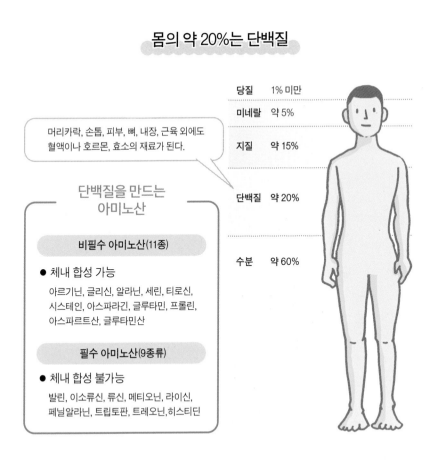

머리카락, 손톱, 피부, 뼈, 내장, 근육 외에도 혈액이나 호르몬, 효소의 재료가 된다.

당질	1% 미만
미네랄	약 5%
지질	약 15%
단백질	약 20%
수분	약 60%

단백질을 만드는 아미노산

비필수 아미노산(11종)

● 체내 합성 가능

아르기닌, 글리신, 알라닌, 세린, 티로신, 시스테인, 아스파라긴, 글루타민, 프롤린, 아스파르트산, 글루타민산

필수 아미노산(9종류)

● 체내 합성 불가능

발린, 이소류신, 류신, 메티오닌, 라이신, 페닐알라닌, 트립토판, 트레오닌, 히스티딘

11 | 섭취한 단백질은 어떻게 처리될까?
아미노산으로 분해되어 사용된다

단백질은 수십 개에서 수만 개의 아미노산이 연결되어 만들어진다. 따라서 그대로는 너무 커서 식품으로 섭취해도 흡수할 수 없다. 흡수할 수 있는 크기로 만들기 위해 체내에서 아미노산으로 분해된다.

◆ 펩티드를 거쳐 아미노산으로

식품에서 섭취한 단백질은 우선 위의 소화 효소 작용에 의해 분해된다. 그래도 크기는 여전히 큰 상태여서 십이지장으로 이동하여 다른 소화 효소에 의해 다시 분해되고, 소장으로 가서 다른 소화 효소에 의해 펩티드로 분해된다. 펩티드는 2~20개 정도의 아미노산이 붙어서 만들어진 것이다. 단백질은 펩티드와 아미노산으로 계속 분해되는데, 아미노산 상태가 되면 소장에서 흡수되어 간으로 운반된다.

◆ 흡수된 아미노산은 간으로

아미노산은 간에서 다른 단백질로 재합성되어 혈액에 의해 운반되는데, 모발, 손톱, 피부, 뼈, 내장, 근육, 호르몬, 효소 등의 재료로 쓰인다. 간에서는 쓸모가 없어진 단백질을 처리하기도 하는데, 처리 후 발생된 노폐물은 신장에서 걸러져 소변으로 버려진다. 분해, 재합성을 거쳐 몸의 모든 곳에 재료로 사용되는 단백질은 중요한 영양소이다. 단백질이 부족해져 곤란하지 않도록, 단백질의 재료인 아미노산을 저장하는 기능이 우리 몸에 갖추어져 있다.

단백질이 아미노산으로 되는 과정

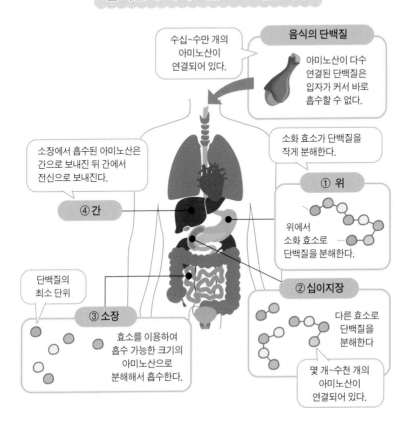

수십~수만 개의 아미노산이 연결되어 있다.

음식의 단백질

아미노산이 다수 연결된 단백질은 입자가 커서 바로 흡수할 수 없다.

소화 효소가 단백질을 작게 분해한다.

소장에서 흡수된 아미노산은 간으로 보내진 뒤 간에서 전신으로 보내진다.

④ 간

① 위

위에서 소화 효소로 단백질을 분해한다.

단백질의 최소 단위

③ 소장

효소를 이용하여 흡수 가능한 크기의 아미노산으로 분해해서 흡수한다.

② 십이지장

다른 효소로 단백질을 분해한다

몇 개~수천 개의 아미노산이 연결되어 있다.

신체 활동 수준별 단백질 목표량 (g/일)

성별	남성			여성		
신체 활동	낮음	보통	강함	낮음	보통	강함
18~29세	75~115	86~133	99~153	57~88	65~100	75~115
30~49세	75~115	88~135	99~153	57~88	67~103	76~118
50~64세	77~110	91~130	103~148	58~83	68~98	79~113
65~74세	77~103	90~120	103~138	58~78	69~93	79~105
75세 이상	68~90	79~105	—	53~70	62~83	—

12 | 아미노산은 어디에 저장될까?
근육과 혈액에 비축된다

식사로 섭취한 단백질은 체내에서 아미노산으로 분해된 뒤 다른 단백질로 재합성되어 전신의 모든 곳에서 이용된다.

◆ '아미노산 풀'에 저장

체내의 단백질은 매일 새로 생성되고 오래된 것은 배출시켜 항상 새것으로 교체된다. 이런 교체의 균형이 깨지지 않도록, 체내에는 단백질의 재료인 아미노산을 저장하는 아미노산 풀이 있다. 단백질 분해 산물인 아미노산은 근육과 혈액 등 전신에 저장되고(아미노산 풀), 필요가 생기면 이 아미노산 풀에 저장된 아미노산으로 새로 단백질을 합성해서 사용한다. 건강한 사람이라면 단백질에서 아미노산으로의 분해되는 양과 아미노산에서 단백질로의 합성되는 양이 같다. 따라서 분해와 합성의 균형을 유지하기 위해서는 단백질을 충분히 섭취해야 한다.

◆ 단백질은 신장을 피로하게 만든다

불필요해진 단백질은 분해되어 신장에서 여과되는데, 이것은 신장에게는 부담이 된다. 신장은 소변을 만드는 것 외에도 혈압을 조정하고, 조혈 호르몬을 분비시키고, 뼈의 생성에 필요한 비타민을 만들고, 세포 안팎의 수분을 일정하게 유지하는 등 여러 중요한 역할을 하기 때문이다. 신장병 환자에게 단백질 섭취를 엄격히 제한하는 이유가 여기에 있다.

그렇더라도 식사만으로 신장을 망가뜨릴 정도로 많은 양의 단백질을 섭취하긴 어렵다. 위험한 것은 단백질 보충제 등의 인공 단백질인데, 이와 관련해서는 46쪽의 칼럼을 꼭 읽기 바란다.

단백질은 아미노산 풀에 저장된다

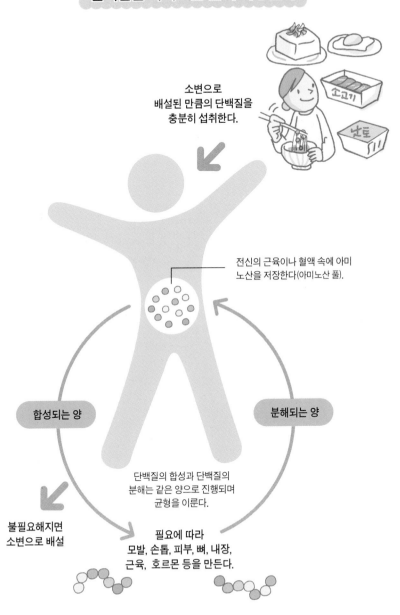

소변으로
배설된 만큼의 단백질을
충분히 섭취한다.

전신의 근육이나 혈액 속에 아미
노산을 저장한다(아미노산 풀).

합성되는 양

분해되는 양

단백질의 합성과 단백질의
분해는 같은 양으로 진행되며
균형을 이룬다.

불필요해지면
소변으로 배설

필요에 따라
모발, 손톱, 피부, 뼈, 내장,
근육, 호르몬 등을 만든다.

단백질 보충제가 몸에 좋지 않은 이유

건강 의식이 높은 사람일수록 신장을 망가뜨린다?
- 단백질 보충제의 알려지지 않은 위험

침묵의 장기라고 하면 흔히들 '간'을 떠올릴 것이다. 그런데 신장 또한 간 못지않은 침묵의 장기라고 할 수 있다. 상당히 나빠질 때까지 자각 증상이 없고, 알게 모르게 서서히 악화되어 가기 때문이다. 그래서 일본에서는 2100만 명 정도의 만성 신장병 환자가 존재하는 것으로 추정되고 있다. 성인 5명 중 1명꼴이다. 더욱 무서운 것은 신장이 악화되어 선을 넘으면 자연 치유를 기대할 수 없다는 점이다. 식사 제한, 투약 등의 보람도 없이 증상이 진행되어 신부전에까지 이르는 경우도 있다. 그렇게 되면 신장 이식이나 인공 투석을 할 수밖에 없어 삶의 질을 크게 떨어뜨린다.

◆ 신장 질환의 발생 위험은 모든 사람에게 동일하다

만성 신장병의 발단이 되는 증상으로는 고혈압, 신염(콩팥염), 당뇨병, 신경화증(콩팥 굳음증) 등이 있지만 무엇보다 큰 원인은 누구에게나 찾아오는 '노화'이다. 즉, 사람은 누구나 만성 신장병의 위험을 안고 살아간다고 할 수 있는 것이다. 소중한 신장을 조금이라도 오래 유지하고 싶지만, 신장을 비롯한 장기는 끊임없이 움직이고 있다. 움직임을 멈추고 쉬게 할 수는 없는 일이므로, 신장을 보호하기 위해서 할 수 있는 최선은 쓸데없는 부담을 주지 않는 것이다. 반대로 신장에 불필요한 부담을 주는 행위 중 가장 첫 번째로 언급하고 싶은 것이 바로 '단백질 보충제 섭취'이다.

◆ 인공 단백질에 주의하자

앞서 설명했듯이 대사 과정에서 단백질로 인해 생성된 독소의 처리를 담당하는 것이 신장이다. 또한 신장은 체내에서 처치 곤란한 단백질을 배출하는 역할도 한다. 단백질의 과잉 섭취는 단백질의 처리를 담당하는 신장에게는 부담일 수밖에 없다. 그러나 신장의 부하를 줄 정도의 단백질 섭취가 일반적인 식사에서 기인하는 경우는 거의 없다. 위험은 분말이나 젤리 상태의 인공 단백질 보충제나 인공 아미노산을 섭취하는 데서 온다.

내 환자 중에도 건강을 위해 체육관 등에서 권유받은 단백질 보충제를 열심히 마신 것만으로 신장 기능이 저하된 사례가 있다. 건강을 위해 시작한 것이 건강에 해가 된다니, 정말 불행한 일이 아닐까.

미디어에 단백질 보충제의 효능을 열거한 기사나 광고가 넘쳐나기 때문에 '단백질 보충제 = 건강'이라는 생각이 자리 잡아 많은 사람들이 단백질 보충제가 꼭 필요하다고 생각할지도 모른다. 하지만 그렇다고 해도, 이 정도로까지 단백질 보충제의 '건강 효과'가 깊숙이 뿌리내려 버린 것은 다음과 같은 반복적 오해의 결과라고 볼 수 있겠다.

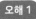
오해 1

운동을 하려면 단백질 보충제가 필요하다

운동을 통해 체내의 포도당이 소비되면 에너지가 부족해지므로 근육의 단백질이 에너지원으로 사용된다. 그러니까 근육의 재료가 되는 단백질 보충제를 보충해서 근육의 재생을 촉진한다.

이런 생각은 완전히 착각! 당질이 없어지면 그다음에 에너지원으로 사용되는 것은 바로 지방이다. 게다가 보통 체형의 사람이라면 1개월 이상 당질이 제로여도 살 수 있을 만큼 지방이 충분히 비축되어 있다. 에너지 부족으로 근육 내 단백질까지 꺼내 써야 하는 상황은 현대 문명사회에서는 있을 수 없다(104쪽 참조). 헬스를 비롯한 운동으로 한바탕 땀을 흘렸다든지, 평소보다 좀 더 힘들게 움직인 정도로는 단백질 보충제를 섭취할 필요가 없다. 근육을 재생하기는커녕 신장을 손상시킬 뿐이다.

> **오해 2**
>
> ## 근육을 강화하려면 단백질 보충제가 필요하다

근육을 강화하려면 운동은 필수다. 운동에 의해 근육이 다치고, 다친 근육을 복구하고, 또 운동을 하고……. 이런 반복이 계속되면서 근육이 단련되고 커지기 때문이다. 이 같은 운동 과정에서 근육을 빨리 회복하려면 단백질 보충제가 필요하다고 인식되어 왔지만, 이미 20여 년 전에 '운동선수나 보디빌더에게 단백질 보충제는 불필요하다.'는 연구 결과가 발표된 바 있다(Proceeding the Nutrition Society, 1994년).

이 연구의 결론은 26명의 남녀 보디빌더에게 고단백 식이를 진행했지만 근력 강화 효과는 나타나지 않았다는 것이다. 단백질 보충제 지지자들에게는 이것만으로도 충격이겠지만, 미국 예일 대학의 실험 결과는 더욱 충격적이다. 5개월에 걸쳐 실험 참가자들에게 하루에 단백질을 55g만 섭취하도록 하는 '50% 단백질 제한식'을 했는데 근력이 떨어지기는커녕 오히려 35%나 증가했기 때문이다. 이 연구를 통해 단백질을 많이 섭취한다고 해서 근육이 특별히 강화되는 것이 아님을 확인할 수 있다.

> **오해 3**
>
> ## 액체 단백질 보충제가 더 잘 흡수된다

이 얘기는 어떤 측면에서는 옳다고 할 수 있다. 다만 흡수 속도가 아무리 빨라도 체내에서 도움이 되기는커녕 빨리 배출될 뿐이라는 것이 문제이다. 심지어 신장에 부담을 준다는, 달갑지 않은 선물을 남기고 말이다.

고기나 생선은 소화하는 데 4~5시간이 걸린다. 하지만 액체나 분말 형태의 인공 단백질 보충제는 소화 과정이 필요 없다. 빠르게 장으로 넘어가서 곧바로 흡수되어 대량으로 혈액 안에 유입된다. 체내의 아미노산 농도는 일정하게 유지되어야 하기 때문에 단백질 보충제를 통해 대량 유입된 과다한 아미노산은 신장으로 보내지고, 신장은 그것을 처리하는 초과 근무에 내몰려 피폐해져 버린다. 인공 단백질 보충제를 계속 섭취하면 신장에 큰 부하가 가해질 수밖에 없고 결과적으로 신장 기능이 저하되고 마는 것이다. 물론 여러 차례 언급한 것처럼 근력이 붙을 리가 없으며, 오히려 신장만 나빠질 뿐이다. 단백질 보충제만 그런 것이 아니다. 인공적으로 만들어진 것을 섭취하는 데는 늘 위험이 도사리고 있음을 명심하자. 영양 보조 식품을 비롯해 '건강식품'이라 불리는 것들 그리고 공업 제품처럼 만들어지는 고기와 생선 등 무의식적으로 몸에 집어넣고 있는 인공 식품은 의외로 많다.

◆ 그래도 단백질 보충제를 마시고 싶은 분에게

여기까지 설명해도 이유가 어떻든 단백질 보충제를 먹고 싶다는 사람이 있을 것이다. 그럴 경우에는 신장의 건강 상태를 확인하면서 섭취하도록 하자.

신장 기능을 나타내는 검사 수치로는 '혈청 크레아티닌 수치'가 일반적이지만, 신장 기능이 상당히 저하된 상태가 아니면 이상 수치가 나오기 어렵다. 따라서 신장의 손상을 빨리 알고 싶다면 이보다는 '소변 알부민'이나 '추정 사구체 여과율(eGFR)' 검사가 유용하다. 추정 사구체 여과율(eGFR)은 근육에 포함된 단백질 노폐물의 양을 보는 '혈청 크레아티닌 수치' 및 나이와 성별을 계산식에 맞추어 계산한다.

대한신장학회 홈페이지에 있는 '신장 기능(GFR)' 검사로도 알아볼 수 있다. (ksn.or.kr/general/about/check.php)

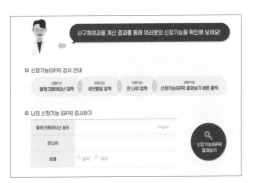

13 | 지질은 살을 찌게 할까?
지질은 몸에 쌓이지 않고 배출된다

당질(탄수화물), 단백질과 함께 3대 영양소에 속하는 지질(지방)은 고기, 생선, 식물성 기름, 버터 등 다양한 식품에 포함되어 있다. 지질은 세포막과 호르몬의 재료다. 인체에 존재하는 37조 개의 세포 하나하나가 세포막으로 덮여 있는데, 지금 이 순간에도 우리 몸에서는 새로운 세포가 만들어지고 있으니 지질은 항상 그리고 계속 소비된다. 이처럼 활용도가 높은 지질은 음식만으로는 조달할 수 없기때문에 간에서도 만들어지고 있을 정도다.

◆ '지질을 먹으면 살찐다.'는 말은 잘못된 상식

이렇게 중요한 역할을 하는 지질이건만, '지방을 먹으면 살찐다.'고 착각해서 섭취를 제한하려는 사람들이 많다. 지방을 먹으면 그 지방이 체지방이 된다는 오해 때문인데 사실 음식으로 섭취한 지질은 세포막이나 호르몬의 재료로 사용될 뿐 그대로 피하 지방·내장 지방이 되는 것은 아니다. 또 다른 영양소에 비해 칼로리가 높기 때문에 살이 찔 것이라는 오해도 있다.

당질과 단백질은 4kcal인데 지질은 9kcal이므로 1g의 지질을 소비하려면 당질을 소비할 때와 비교해 2배 이상의 움직임이 필요하다. 이 때문에 '지질은 소비하는 데 더 많은 노력이 필요해서 다 쓰지 않으면 지방이 된다.'고 생각하겠지만, 불필요한 지질은 배출이 되기 때문에 걱정할 필요가 없다. 일반적인 지질 섭취량은 일본인 평균으로 남성 64g, 여자 57g 정도다(한국의 지방 섭취 권장량은 50g, 남성 평균은 53.9g 여성은 38.3g). 이 정도 양은 세포막이나 호르몬을 생성하는 것만으로 충분히 소비된다. 반면 당질은 남성이 275g, 여성이 225g이나 섭취하고 있다. 다 쓰지 못하고 지방으로 축적되는 것은 당질이다.

지질의 주요 기능과 과부족의 영향

	주요 기능	과다 섭취	섭취 부족
지질 (지방)	호르몬과 세포막의 재료	이산화탄소와 물이 되어 배출	체력 및 면역력 저하

포함된 식품

생선 기름, 고기 기름, 올리브오일, 견과류 등

당질·단백질·지질의 칼로리 (1g당)

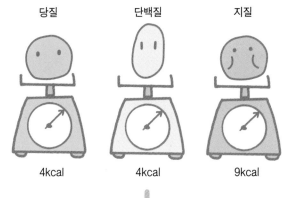

당질	단백질	지질
4kcal	4kcal	9kcal

지질은 칼로리는 높지만 소비되지 못한 것은 배출되기 때문에
지질을 먹는다고 살이 찌지는 않는다.

14 | 지질이면 뭐든지 괜찮을까?
먹으면 안 되는 지질도 있다

지질은 대부분 지방산이라는 물질로 이루어져 있다. 지방산은 '포화 지방산'과 '불포화 지방산'으로 나뉜다. 포화 지방산은 육고기에 포함된 지방, 버터, 라드, 코코넛 오일 등으로 상온에서는 굳어진 상태의 기름이다. 불포화 지방산은 '단일 불포화 지방산'과 '다가 불포화 지방산'으로 나뉜다. 포화 지방산도 불포화 지방산도 자연계에 존재하는 것이지만, 가공 과정으로 만들어진 지방산도 있다. 식물성 기름으로 만들어진 트랜스 지방산이 그것으로 마가린과 쇼트닝이 대표적이다.

◆ 자연의 것인지 아닌지가 중요

혈액 순환 개선, 뇌 기능 활성화 등의 효과가 있다고 해서 불포화 지방산의 인기가 크게 높아졌다. 반면 포화 지방산은 콜레스테롤을 증가시킨다고 해서 중장년은 피해야 한다는 오해를 오랫동안 받아왔다. 그러나 콜레스테롤은 간에서도 생성되기 때문에 음식 조절만으로는 개선 효과를 기대하기 어렵다.

2017년 〈LANCET〉 학술지에 탄수화물, 포화 지방산, 불포화 지방산, 단일 불포화 지방산, 다가 불포화 지방산 및 총지방량과 사망률의 관계를 조사한 대규모 연구 결과가 게재되었다. 포화 지방산은 콜레스테롤 수치 상승의 범인 취급을 받았지만, 그 섭취량과 사망률의 상관관계가 없다는 내용이다. 오히려 트랜스 지방산을 제외한 모든 종류의 지방이 장수에 기여한다는 것이 연구 결과로 입증되었다.

---

* 게재된 연구는 세계 18개 지역, 약 13만 5천 명을 10년에 걸쳐 조사해 집계한 것이어서 높은 신뢰성을 가진다.

지질의 주요 기능과 과부족의 영향

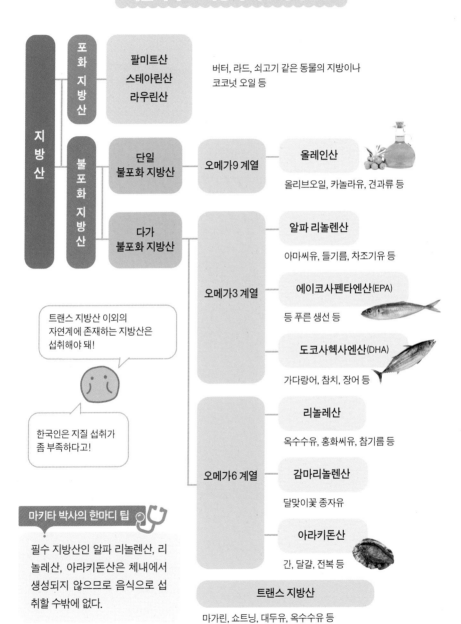

지방산

포화 지방산
팔미트산
스테아린산
라우린산

버터, 라드, 쇠고기 같은 동물의 지방이나 코코넛 오일 등

불포화 지방산

단일 불포화 지방산 → 오메가9 계열 → **올레인산**
올리브오일, 카놀라유, 견과류 등

다가 불포화 지방산

오메가3 계열
- **알파 리놀렌산**
  아마씨유, 들기름, 차조기유 등
- **에이코사펜타엔산**(EPA)
  등 푸른 생선 등
- **도코사헥사엔산**(DHA)
  가다랑어, 참치, 장어 등

오메가6 계열
- **리놀레산**
  옥수수유, 홍화씨유, 참기름 등
- **감마리놀렌산**
  달맞이꽃 종자유
- **아라키돈산**
  간, 달걀, 전복 등

트랜스 지방산
마가린, 쇼트닝, 대두유, 옥수수유 등

트랜스 지방산 이외의 자연계에 존재하는 지방산은 섭취해야 돼!

한국인은 지질 섭취가 좀 부족하다고!

마키타 박사의 한마디 팁

필수 지방산인 알파 리놀렌산, 리놀레산, 아라키돈산은 체내에서 생성되지 않으므로 음식으로 섭취할 수밖에 없다.

3대 영양소에 '비타민'과 '미네랄'을 더해 5대 영양소라고 부른다. 비타민과 미네랄은 3대 영양소가 제 역할을 수행하는 데 반드시 필요한 영양소다. 이러한 영양소의 작용을 명백히 밝힌 것이 '생화학'이다.

◆ 영양소의 이용을 도와주는 '비타민'

3대 영양소는 체내에서 분해되어 이용되는데, 비타민이 그 작용을 돕는다. 비타민에는 수용성 비타민과 지용성 비타민이 있으며 모두 체내 합성이 거의 불가능하기 때문에 음식 등을 통해 섭취해야만 한다. 55쪽에서 설명하는 13종은 생명 유지에 꼭 필요한 '필수 비타민'이다. 수용성 비타민은 한번에 너무 많이 섭취하면 저장되지 않고 배설되므로 적당량을 자주 섭취하는 것이 좋다. 지용성 비타민은 기름과 함께 먹으면 소화·흡수가 더 잘된다.

◆ 몸의 기능을 조절하는 '미네랄'

미네랄은 '무기질'이라고도 하며, 인체에서 필요한 것은 16종이다. 이것을 '필수 미네랄'이라고 한다. 다량 미네랄과 미량 미네랄이 있으며, 몸의 기능을 조절하기도 하고 몸의 성분이 되기도 한다.

◆ 체내 화학 반응을 촉진하는 '효소'

소화, 흡수, 대사, 분해, 합성 등 체내의 모든 화학 반응을 촉진하는 것은 '효소'이다. 효소는 단백질의 일종으로, 하나의 효소는 하나의 반응에만 관계된다. 다양한 화학 반응이 끊임없이 이루어지고 있는 인간의 몸에는 5천 종이상의 효소가 존재하는 것으로 알려져 있다. 비타민, 미네랄과 협력해서 신체의 화학 반응을 활성화한다.

지질의 주요 기능과 과부족의 영향

3대 영양소

당질　　단백질　　지질

비타민　　　　효소　　　　미네랄

● **수용성 비타민**
비타민 B1, 비타민 B2
비타민 B6, 비타민 B12
엽산, 나이아신, 비오틴,
판토텐산, 비타민 C

● **지용성 비타민**
비타민 A, 비타민 D
비타민 E, 비타민 K

5천 종 이상

● **다량 미네랄**
칼슘, 마그네슘, 칼륨, 인,
나트륨, 유황, 염소

● **미량 미네랄**
철, 아연, 구리, 요오드,
망간, 셀레늄, 크롬,
몰리브덴, 코발트

※ 비타민 C 이외의 수용성 비타민을
　 비타민 B군이라고 부른다

소화·흡수　　　　　　　　　　　　　　合성

분해

에너지

대사

※ 3대 영양소는 비타민,
미네랄, 효소의 지원을
받아 분해 및 합성되어
에너지로 쓰인다.

건강을 위해 식후 혈당을 항상 체크하자

● ●

프리스타일 리브레(Freestyle Libre) 센서를 활용해 보자.

사람들의 '건강해지고 싶다.'는 소망을 이용해서 수상한 건강 정보와 고가의 건강식품 및 도구가 만연하고 있다. 이런 것들은 효과가 전혀 없으면 그나마 나은 편이고, 앞서 언급한 단백질 보충제(44쪽 참조)처럼 건강에 좋다고 떠들지만 실제로는 건강을 해치는 것들도 있다. 건강을 위해서 해야 할 일은 단 하나, '체내의 당질을 컨트롤'하는 것이다.

◆ 당신의 건강 정도는 '혈당의 변동'이 결정

음식이 건강을 만든다는 것은 예로부터 알려진 사실이지만, '음식'과 관련해 오랫동안 믿어져 온 잘못된 건강 상식도 있다. 나중에 언급할 '칼로리 제한 다이어트'(100쪽 참조) 같은 것이 대표적인 예다.

건강에 확실하게 기여하는 식사는 당질을 적절히 조절하는 식사로 이것보다 더 나은 것은 없다. 당질 섭취가 과하면 비만, 심장 질환, 뇌졸중, 당뇨병, 알츠하이머병 등 다양한 질병을 일으킨다는 사실은 이번 장에서 계속 언급해 왔다. 또한 노화 및 그 밖의 여러 질병과 밀접히 연관된 AGE라는 물질을 발생시키는 것도 당질의 소행이다(AGE는 2장에서 설명).

◆ 혈당을 쉽고 정확하게 측정할 수 있다

'매년 건강 검진을 해도 걸리지 않았으니 문제없다.'고 안심하는 것은 조금 위험한 생각이다. 1년에 단 한 번 건강 검진에서 확인하는 공복 혈당만으로는 절대로 충분하지 않다. 건강 검진으로 알 수 있는 것은 '그날, 그때'의 공복 혈당 수치일 뿐이다.

공복 혈당에서 문제가 생겼다면 그것은 '심각한 상태'의 직전이라는 의미다. 하지만 인간의 몸은 어느 날 갑자기 심각한 상태가 되지 않는다. 혈당이 심각한 수치까지 도달해 버린 것은, 매일 매번의 식사 후에 혈당 스파이크가 빈번하게 일어났던 것이 원인이다. 상시적으로 혈당 스파이크가 일어나면 손상이 쌓여 어느새 심각한 상태가 되어 버린다.

앞에서 '바르게 먹는다'는 것은 '체내의 당질을 조절하는 것'이라고 했지만, 정말로 조절이 잘되고 있는지는 수치로 확인할 필요가 있다. 이때 도움이 되는 것이 '프리스타일 리브레(Freestyle Libre)' 센서다. 이 기구를 장착하면 식전·식후는 물론, 수면 때까지 24시간의 혈당 변화를 측정할 수 있다. 식후 혈당이 가장 높아지는 때와 그때의 이상적인 수치는 다음과 같다.

● 건강한 사람　식후 1시간에서 1시간 반, 140mg/dl 이내
● 당뇨병 환자　조금 늦게 최대치에 도달해서 1시간 반에서 2시간 반,
　　　　　　　200mg/dl 이내

프리스타일 리브레에 대한 이야기를 이 책의 담당 편집자에게 했더니 자신도 꼭 장착해 보고 싶다고 했다. 참고로 그는 통풍이 있어서 좋아하는 맥주를 참고 있는데, 장착에 앞서 간단한 조언을 살짝 해주었다. "일 끝난 뒤의 맥주는 맛있죠? 당질 문제로 피하고 싶지만, 빈속에 맥주와 백미를 함께 먹으면 혈당이 엄청나게 상승하니까, 쉽게 파악할 수 있는 데이터를 얻을 수 있어요." 담당 편집자가 이 책을 위해서 '빈속에 맥주와 백미'를 실행한 결과는 다음 쪽의 그래프에서 확인해 보자.

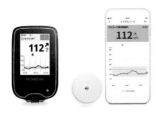

프리스타일 리브레 센서
바늘이 달린 센서(사진의 중앙)를 상완부에 장착한다. 바늘이 가늘기 때문에 위화감이 없고 센서를 장착한 채로 옷을 입어도 눈에 띄지 않는다. 1분당 측정된 혈당치는 리더(사진의 왼쪽)로 확인할 수 있다. 리더가 없어도 앱(사진의 오른쪽)으로도 측정이 가능하다. 이 경우 센서(9만 5천 원 정도) 구입만으로 OK.

column

프리스타일 리브레 센서로 알 수 있는 매일의 혈당치 변화

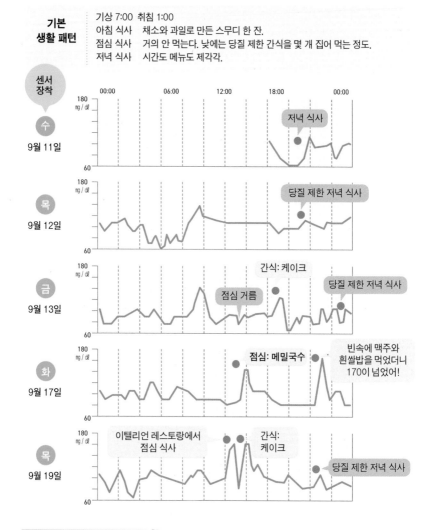

기본 생활 패턴

기상 7:00 취침 1:00
아침 식사   채소와 과일로 만든 스무디 한 잔.
점심 식사   거의 안 먹는다. 낮에는 당질 제한 간식을 몇 개 집어 먹는 정도.
저녁 식사   시간도 메뉴도 제각각.

센서 장착

수
9월 11일

저녁 식사

목
9월 12일

당질 제한 저녁 식사

금
9월 13일

간식: 케이크

점심 거름

당질 제한 저녁 식사

화
9월 17일

점심: 메밀국수

빈속에 맥주와 흰쌀밥을 먹었더니 1700이 넘었어!

목
9월 19일

이탈리언 레스토랑에서 점심 식사

간식: 케이크

당질 제한 저녁 식사

마키타 박사의 한마디 팁

그래프를 보면 당질이 많은 음식을 섭취했을 때 혈당이 급상승함을 알 수 있다. 무심코 당질을 많이 섭취했다면 다음 식사에서는 당질을 줄여서 총 섭취량을 조절하는 것이 좋다.

58

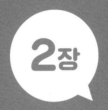

2장

사람은 왜 늙는가?
-당화가 노화를 가속화한다

과도한 당질 섭취는 당화를 촉진한다. 당화란 여분의 당질이 단백질과 결합하는 현상이다. 당화의 과정에서 AGE(최종 당화산물)가 생성되고 장기와 피부 등을 비롯한 인체의 노화를 가속화한다. AGE는 무엇인지, AGE 생성을 억제하려면 어떻게 해야 할지를 알아본다.

01 | 노화를 가속화하는 '산화'란?
활성 산소가 지나치게 증가한 상태

인간의 신체를 유지하기 위해서는 음식에서 영양소를 섭취하지 않으면 안된다. 섭취한 영양소는 소화·흡수 후 체내에서 다양한 합성 과정을 거쳐 이용되거나 에너지로 소비된다. 이때 필요한 것이 '산소'이다. 그런데 호흡을 통해 몸에 들어온 산소의 대부분은 영양소를 연료로 사용하는 과정에 이용되지만, 그 중 몇 퍼센트는 '활성 산소'가 된다.

◆ 활성 산소가 무조건 나쁜 것은 아니다

활성 산소는 몸에 해로운 것이라는 이미지가 일반적이다. 하지만 활성 산소가 무조건 나쁜 것은 아니다. 적당히 존재하면 면역력을 향상시키는 등 인간의 건강에 도움이 되기도 하기 때문이다. 활성 산소가 문제가 되는 것은 그 양이 너무 많아졌을 때인데, 과도한 활성 산소는 세포를 손상시킨다. 호흡을 통해 인체로 계속 유입될 수밖에 없는 산소가 체내에 유해한 존재가 되는 것은 곤란한 일이다. 그래서 인체에는 활성 산소의 증가를 막는 항산화 방어 기구(활성 산소로부터 세포를 보호)가 존재한다.

◆ 활성 산소가 증가하면 몸이 산화된다

활성 산소를 증가시키는 요인으로는 흡연, 자외선, 스트레스 등이 있다. 혈당 스파이크 또한 활성 산소를 증가시키는 것으로 알려져 있다. 활성 산소의 양이 너무 증가하면 항산화 방어 기구가 감당할 수 없게 된다. 이처럼 항산화 방어 기구와 활성 산소의 균형이 깨져서 활성 산소가 너무 많아진 상태를 '산화'라고 한다. 산화는 못이 녹슬 듯 우리 몸에 컨디션 저하 및 다양한 질병을 가져온다.

활성 산소와 항산화 방어 기구

호흡으로 유입된
산소

산소

영양소

영양소 연소

소화·흡수

활성 산소

산소 중 몇 퍼센트는
활성 산소화

자외선, 대기 오염, 스트레스,
흡연, 과도한 음주, 과도한 운동,
식품 첨가물, 화학 물질,
약제 등에 의해 발생.

산화

암, 심혈관 질환, 생활 습관병,
알츠하이머병, 파킨슨병,
기미, 주름, 흰머리, 탈모 등

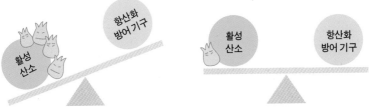

항산화
방어 기구

활성
산소

활성
산소

항산화
방어 기구

활성 산소가 증가하여 몸이
산화되면 질병이나 컨디션 불량,
노화의 원인이 된다.

활성 산소의 양과 항산화 방어 기구의
균형이 잡혀 있을 때는
활성 산소가 해를 끼치지 않는다.

02 | 산화를 가속화하는 '당화'의 원인은?
체내에 남은 당이다

신체 내부에서 발생한 활성 산소가 너무 많이 증가한 상태를 산화라고 하고, 산화는 '몸의 녹'이라고 표현하기도 한다. 그런데 몸에는 녹 외에 그을음도 있다. 이것이 '당화'라고 불리는 현상이다. '몸의 녹 = 산화'와 '몸의 그을음 = 당화'에는 깊은 연관이 있다. 이 둘은 동시에 발생해 짝을 이루는 현상이어서 '산화'와 '당화'로 나누지 않고 '산화 당화 반응'이라고 부르기도 한다. 그렇다면 '당화'란 어떤 반응일까?

◆ 여분의 당질이 단백질에 달라붙는다

당화의 원인은 식사와 간식으로 과다하게 섭취한 '당질'에 있다. 과다하게 섭취해서 사용되지 못하고 남은 포도당이 체내의 단백질에 달라붙어 그 기능을 떨어뜨리는 것이 바로 당화다. 게다가 당화는 AGE(64쪽 참조)라고 하는 노화를 촉진하는 물질까지 만들어 버린다.

◆ 당화는 항산화 방어 기구를 약화시킨다

단백질은 '몸의 모든 부품 재료'(40쪽 참조)이기 때문에, 당화로 본래의 기능을 상실하면 몸 곳곳에 문제가 생긴다. 혈관에서 당화가 진행되면 동맥 경화로, 더 나아가서 심근 경색이나 뇌경색으로 이어질 우려도 있다. 피부가 당화되면 기미, 주름, 칙칙함이 나타나고 머리카락은 윤기와 탄력이 없어진다. 또한 당화가 진행되면 산화도 가속화하는데, 이는 산화를 막아주는 항산화 방어 기구에서 일하는 세포가 당화로 약해지기 때문이다.

'당화'의 원인은 당질 과다 섭취

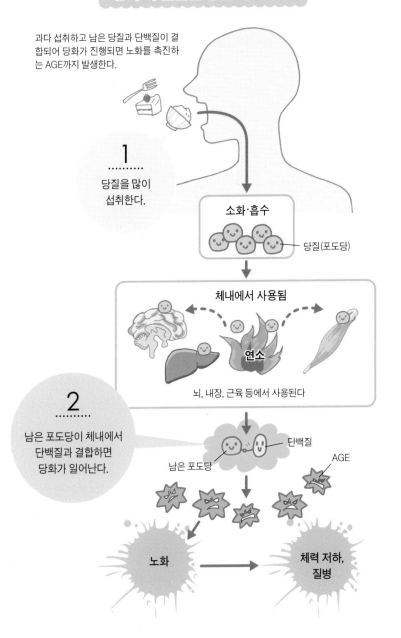

과다 섭취하고 남은 당질과 단백질이 결합되어 당화가 진행되면 노화를 촉진하는 AGE까지 발생한다.

1
··········
당질을 많이
섭취한다.

소화·흡수

당질(포도당)

체내에서 사용됨

연소

뇌, 내장, 근육 등에서 사용된다

2
··········
남은 포도당이 체내에서
단백질과 결합하면
당화가 일어난다.

남은 포도당

단백질

AGE

노화

체력 저하,
질병

03 | 최종 당화 산물 'AGE'가 노화를 가속화한다

몸에 산화와 당화가 진행되면 노화, 컨디션 저하, 질병 등 여러 부정적인 영향이 나타나는데, 당화가 초래하는 또 하나의 문제는 'AGE(최종 당화 산물)'를 생성하는 것이다. (AGE는 당화 독소, 당독소라고도 불린다.)

◆ AGE와 노화의 관련이 확실해지다

AGE는 '최종 당화 산물'로 번역할 수 있는데, 그 이름대로 당이 단백질과 결합하여 생기는 최종 반응 물질이다. 식사나 간식 등으로 끊임없이 당질을 섭취하고 있으면 당화가 진행되어 AGE가 증가한다. AGE는 전신의 단백질에 축적되는 성질이 있고, 그렇게 되면 단백질의 기능이 떨어져서 노화가 초래된다.

예를 들면 여성 대부분을 고민하게 만드는 주름이나 기미, 늘어짐은 피부에 AGE가 증가하면서 생긴다고 알려져 있다. AGE의 축적량은 나이가 들수록 증가하지만, 젊더라도 AGE가 많으면 피부뿐만 아니라 곳곳에서 노화가 진행된다. 반대로 나이를 먹더라도 AGE가 적으면 젊음을 유지할 수 있다.

◆ 당화는 막을 수 있는가

당질은 단백질과 결합하여 당화를 진행하는데 당질은 매일의 식사에 포함되어 있다. 인간이 생명 활동을 유지하려면 단백질과 당질이 어떻게든 체내에서 만나게 되는데, 당질을 필요 이상으로 섭취하는 것은 단백질과 당질이 결합하는 기회가 많이 생기는 것을 의미하므로 그만큼 당화의 가속화를 초래한다. 반대로 당질 제한을 실천하면 당화의 진행에 브레이크를 걸 수 있다.

혈액 검사로 AGE의 양을 알 수 있다!

혈액 검사의 항목 중에 '당화 혈색소(HbA1c)'가 포함되어 있다. 당화 혈색소란 헤모글로빈(혈액의 적혈구 안에 있는 단백질. 산소를 운반한다)과 당이 결합된 것을 의미한다. 이 당화 혈색소는 당뇨병 진단의 지표 중 하나인데 이 수치가 높다는 것은 체내에 당이 많은 상태, 즉 당화가 진행될 위험이 높고, AGE가 크게 증가할 수 있다는 의미다. 따라서 당뇨병 검사의 당화 혈색소의 수치로 AGE의 양을 알 수 있으며 당화 방지를 위해서는 당화 혈색소의 수치를 5.6% 미만으로 유지해야 한다.

진단		공복 혈당*	식후 2시간 혈당**	당화 혈색소
정상		65~99mg/dℓ	140 미만	4.3~5.6%
당뇨 전 단계	공복 혈당 장애	100~125mg/dℓ	-	5.7~6.4%
	내당능 장애	-	140~199mg/dℓ	
당뇨병		126mg/dℓ 이상	200mg/dℓL 이상	6.5% 이상

*공복 혈당: 8시간 이상 음식물 섭취 없이 공복 상태를 유지한 뒤 측정한 값
**식후 2시간 혈당: 75g의 무수 결정 포도당 섭취 2시간 이후 혈당을 측정한 값

마키타 박사의 한마디 팁

AGE의 양과 노화 현상의 연관성이 밝혀진 것은 AGE를 정확히 측정할 수 있게 되었기 때문이다. 그리고 혈중 AGE의 측정법을 세계 최초로 개발한 것이 필자이다. 뉴욕에 있는 록펠러 대학에 재직할 당시의 연구 성과였고, 질병과 노화의 위험도를 수치화할 수 있게 됨에 따라 의료와 미용의 발전에 공헌할 수 있게 된 것은 기쁘기 그지없다.

04 | '당화'에 의한 'AGE'의 생성은 2단계로 진행된다

노화의 원인인 AGE는 체내에서 포도당(당질)과 단백질이 결합해 당화가 진행되면 발생하지만, 이들이 결합하더라도 곧바로 AGE가 생기는 것은 아니다. AGE가 되기까지의 과정은 '초기 단계'와 '후기 단계'로 나눌 수 있다.

◆ 되돌릴 수 있는 초기 단계, 되돌릴 수 없는 후기 단계

포도당(당질)과 단백질이 결합하더라도 초기 단계는 그 결합이 풀어지기 쉬운 상태이다. 초기 단계란 먹은 음식이 포도당과 단백질로 분해되어 그것들이 막 결합한 상태를 말한다. 이 단계에서는 다시 포도당과 단백질로 돌아갈 수 있으며(가역적), 당화가 진행되지는 않는다.

그러나 초기 단계에서 체내의 산화가 진행되거나 고혈당 상태가 계속되면 '후기 단계'로 돌입한다. 결합된 포도당과 단백질이 복잡한 반응을 거쳐 마침내 AGE가 되는 것이다. 이는 '비가역적'인 것으로 더 이상 포도당과 단백질로 되돌아갈 수 없다. 물론 AGE도 체외로 배출되기는 하지만 배출량보다 섭취량이나 생성량이 많으면 노화가 진행된다.

◆ 요리에 나타나는 '당화'의 모습

식품에도 적지 않은 AGE가 포함되어 있다(118쪽 참조). 특히 요리할 때 당과 단백질이 만들어내는 '노릇노릇함'과 '고소함'은 식욕을 돋우기는 하지만, 이것은 AGE의 결과이므로 주의해야 한다. 이러한 구운 색과 맛을 '마이야르 반응*'이라고 한다. 고기나 생선이 노릇노릇하게 익은 맛있어 보이는 모습은 '당화' 반응의 결과임을 기억하자.

---

* 마이야르 반응(Maillard reaction): 고기 표면 수분 증가로 일어나는 화학 반응. 단백질은 인간이 맛을 느낄 수 있는 분자보다 큰데, 단백질에 마이야르 반응이 일어나면 작고 다양한 분자로 변해 맛과 향이 풍부해진다.

AGE 발생 과정

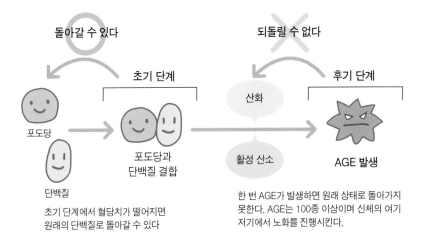

돌아갈 수 있다

되돌릴 수 없다

초기 단계

후기 단계

포도당

단백질

포도당과
단백질 결합

산화

활성 산소

AGE 발생

초기 단계에서 혈당치가 떨어지면
원래의 단백질로 돌아갈 수 있다

한 번 AGE가 발생하면 원래 상태로 돌아가지
못한다. AGE는 100종 이상이며 신체의 여기
저기에서 노화를 진행시킨다.

AGE가 많은 요주의 식품

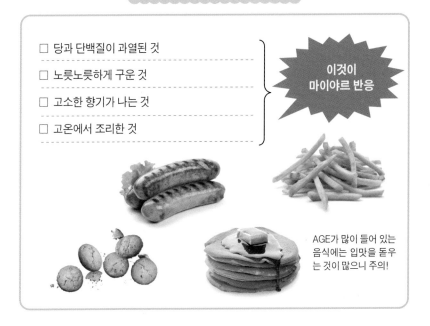

☐ 당과 단백질이 과열된 것

☐ 노릇노릇하게 구운 것

☐ 고소한 향기가 나는 것

☐ 고온에서 조리한 것

이것이
마이야르 반응

AGE가 많이 들어 있는
음식에는 입맛을 돋우
는 것이 많으니 주의!

05 | 당화로 발생한 AGE가
유전자 정보를 망가트린다

우리 몸 전체를 구성하는 단백질은 몸 안에서 늘 분해와 합성을 반복한다. 이런 수많은 작업을 정확하게 할 수 있는 것은 'DNA(디옥시리보 핵산)'에 단백질의 설계도가 있기 때문이다. '유전자'란 이런 단백질 설계도의 집합으로, 즉 DNA의 일부이다.

◆ 유전자 규칙을 헝크러뜨리는 AGE

단백질은 아미노산이 모여서 생성된다(40쪽 참조). 용도에 맞는 단백질을 만들기 위해서는 아미노산의 순서 등을 정하는 설계도가 필수적이다. 유전자가 표시하는 설계도를 바탕으로 단백질을 합성하는 작업을 '번역'이라고 하며, 번역으로 완성된 단백질은 필요에 따라 다른 단백질과 달라붙거나 떨어진다. 이런 활동을 올바르게 할 수 있도록 단백질에 붙어 있는 표식을 '수식'이라고 한다. '수식'이 있어야 단백질을 목적에 맞게 규칙적으로 붙일 수 있는데, 이 '수식' 과정을 헝크러뜨리는 것이 AGE인 것이다.

◆ 단백질이 제대로 기능하지 못한다

통상적인 '수식'은 단백질의 구조, 활성화, 작용 위치, 상호 작용 같은 단백질의 기능을 향상시키는 역할을 한다. 그러나 AGE에 의해 수식이 헝클어진 단백질은 기능이 향상되기는커녕 본래의 기능조차 하지 못하게 된다. AGE가 질병, 노화, 면역력 저하를 초래하는 것은 유전자의 지시로부터 벗어난 단백질을 만들어 버리기 때문이다.

AGE 발생 과정

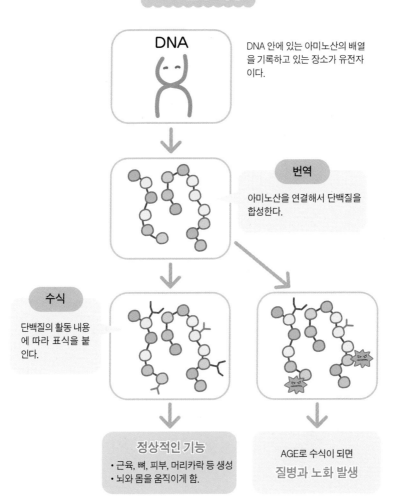

DNA

DNA 안에 있는 아미노산의 배열을 기록하고 있는 장소가 유전자이다.

번역

아미노산을 연결해서 단백질을 합성한다.

수식

단백질의 활동 내용에 따라 표식을 붙인다.

정상적인 기능
- 근육, 뼈, 피부, 머리카락 등 생성
- 뇌와 몸을 움직이게 함.

AGE로 수식이 되면
질병과 노화 발생

마키타 박사의 한마디 팁

단백질 수식은 300종류 이상이 보고되고 있으며 앞으로 더 늘어날지도 모른다. 수식의 이상은 암을 비롯한 여러 질병과 깊이 관련되어 있다. 질병 예방과 조기 치료를 가능하게 하기 위해 수식의 이상을 찾아내는 연구가 진행되고 있다.

06 | AGE는 모세 혈관에 상처를 입혀 동맥 경화를 진행시킨다

인간의 몸은 37조 개나 되는 세포의 집합체이다. 세포 하나하나가 정상적으로 작용할 수 있는 것은 산소와 영양소를 전달하고 노폐물을 회수하는 혈액 덕분이다. 따라서 혈액과 혈관에 문제가 있으면 세포는 건강하게 일할 수 없고 몸은 점점 약해진다. 이런 혈관 질환에 깊이 관여하는 것이 혈당 스파이크(30쪽 참조)이며, 당화로 발생한 AGE도 혈관을 약화시키는 주된 요인이다.

◆ 모세 혈관을 소멸시킨다

모세 혈관은 세포에 산소와 영양을 전달하는데, AGE가 모세 혈관을 손상시킨다. 손상된 모세 혈관으로는 혈액이 통과할 수 없게 되고, 최종적으로 모세 혈관 그 자체가 소멸해 버린다. 전신 혈관에서 모세 혈관이 차지하는 비중은 99%에 이른다. 그러니 모세 혈관의 소실은 심각한 문제가 아닐 수 없다.

◆ 동맥 경화를 유발한다

혈중 나쁜 LDL로 인해 콜레스테롤이 증가하면 혈관 내부에 축적되어 동맥 경화나 심근 경색 위험이 높아지는 것으로 알려져 있는데, 그 위험을 한층 더 끌어올리는 것이 AGE이다. AGE가 LDL 콜레스테롤의 성질을 변화시키면 우리 몸은 이것을 '이물질'로 인식하고 이물질을 퇴치하고자 신체에 유해한 것들을 제거하는 '대식 세포'를 출동시켜 변성된 콜레스테롤을 먹어 치우게 한다. 여기까지는 문제가 없는데, 그 뒤에 대식 세포가 '포말 세포'로 바뀌는 것이 위험하다. 포말 세포는 점차 혈관벽에 쌓여서 동맥 경화나 심근 경색을 일으키기 때문이다.

AGE가 동맥 경화의 원인

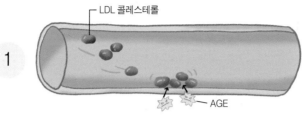

1

LDL 콜레스테롤

AGE

혈액 중에 AGE가 과도하게 늘어나서 혈관에 축적된
LDL 콜레스테롤에 작용해 그 성질을 변화시킨다.

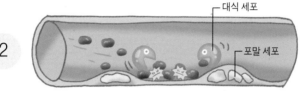

2

대식 세포

포말 세포

대식 세포가 성질이 바뀐 콜레스테롤을 이물질로 인식,
이를 먹고 포말 세포로 바뀐다.

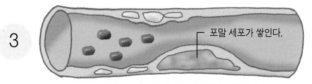

3

포말 세포가 쌓인다.

포말 세포가 쌓여서 혈관이 딱딱해지고 좁아진다.

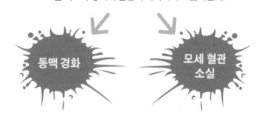

동맥 경화

모세 혈관
소실

마키타 박사의 한마디 팁

당뇨병의 3대 합병증(당뇨 망막증, 당뇨 신증, 당뇨 신경병증)은 모두 혈관 질환이 원인이다.
고혈당 상태가 지속되는 당뇨병 환자는 체내의 당화와 AGE의 생산 속도가 건강한 사람보
다 빠르기 때문에 AGE가 더 심하게. 자주 혈관을 손상시켜 합병증을 일으키는 것이다.

인간에게는 암에도 지지 않는 강한 '면역력'이 있다

당화와 그 결과로 생기는 AGE가 얼마나 건강을 해칠 수 있는지 설명해 왔다. 이번에는 조금 분위기를 바꿔서 '인간이 보유한 병에 대항하는 힘 = 면역'이라고 하는 적극적인 이야기를 하려고 한다. 산화를 막기 위해 항산화 방어 기구(60쪽 참조)가 있듯이 당화에 대항할 수 있는 방법이 있는데, 바로 AGE를 퇴치하는 대식 세포이다.

◆ **자연 면역과 획득 면역**

대식 세포는 면역력을 담당하는 세포 중 하나이다. 면역이란 체내에 침입한 적(세균과 바이러스)이나 이물질을 공격하고 몸을 지키는 체계를 말하며, 백혈구 중 면역 세포가 이를 담당한다. 앞서 언급한 AGE로 성질이 변화된 LDL 콜레스테롤 등은 '이물질'로 인식되므로, 퇴치를 위해서 면역 세포의 일종인 대식 세포가 출동하는 것이다. 면역 세포의 작용은 다음의 두 가지로 나눌 수 있다.

● 자연 면역 인간이 본래부터 갖고 있는 기능이기 때문에 '자연 면역'이라 부른다. 적이나 이물질을 발견하면 공격을 개시하지만, 자연 면역에 포함된 면역 세포가 할 수 있는 것은 공격뿐이다. 상대방의 특징을 기억하지는 못한다.

● 획득 면역 과거에 공격했던 상대의 특징을 기억한 상태로 발휘되는 면역력이다. 상대방을 기억하기 때문에 다시 만났을 때는 보다 효과적인 공격을 퍼부을 수 있다. 획득 면역 구조를 이용해 만들어낸 것이 '백신'이다.

◆ **자연 면역과 획득 면역이 연계해 암세포 격퇴**

지상의 모든 생물은 '세포'의 집합체다. 인간도 37조 개의 세포로 구성되어 있다. 모든 세포는 DNA가 가진 설계도를 바탕으로 만들어졌지만 때때로 불량품도 나타나는데, 그것이 암세포다.

인간의 몸에서는 매일 5천 개나 되는 암세포가 발생하지만, 그것들이 암으로 발전하지 않는 것은 면역 세포 덕분이다. 자연 면역 팀은 암세포의 존재를 인식하고 스스로 싸우며 획득 면역 팀에게 암세포가 발생했음을 알려준다. 과거에 만난 적이 있는 암세포라면 획득 면역 팀이 재빨리 해치워 버리기 때문에 암이 발병할 수 없다. 암이 발병하지 않았다면 여러분의 몸은 충분한 면역력을 갖고 있는 것이다.

다시 당질 이야기로 돌아가면, 면역력이 제대로 발휘되기 위해서는 우리 몸의 당질을 적정 수준으로 조절해 둘 필요가 있다. 필요 이상으로 섭취한 당질 때문에 당화가 진행되고 그로 인해 산화도 촉진되면 그 영향은 면역을 담당하는 세포에도 미칠 수밖에 없다. 당화를 피할 수는 없지만 억제하는 것은 가능하다. 그리고 당화를 잘 억제하고 있으면, 즉 체내의 당질을 잘 조절할 수 있으면 당신의 '면역력'은 제대로 발휘될 수 있다.

자연 면역과 획득 면역이 협력하여 몸을 보호한다

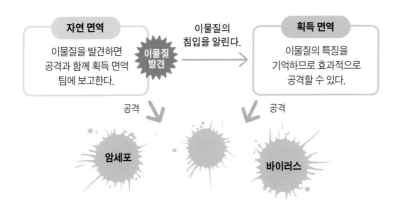

07 | AGE는 콜라겐 섬유의 악화 변성을 진행시켜 재생을 막는다

인간을 포함한 모든 생물은 생명의 최소 단위인 세포들이 모여서 만들어진다. 인간의 경우 몸을 구성하는 세포는 37조 개라고 하는데, 이들 세포는 모두 단백질로 이루어져 있다. 머리카락, 손톱, 피부, 뼈, 내장, 근육, 혈액 등이 모두 단백질의 집합체로 구성되어 있어 인체는 그야말로 '단백질 덩어리'라고 할 수 있다.

전신의 단백질 중 약 30%는 '콜라겐 섬유'가 차지하고 있다. 콜라겐 섬유는 아미노산 사슬이 나선형으로 연결된 것으로 뼈, 연골, 진피, 인대 등을 이루는 주성분이다.

◆ 다리로 연결된 콜라겐 섬유

콜라겐 섬유는 복수의 나선이 '다리'를 통해 연결된 상태로 존재한다. 나선끼리 연결하는 다리를 '가교'라고 하는데, 일정한 간격으로 가교가 만들어진 덕분에 콜라겐 섬유는 탄력을 유지할 수 있다. 이처럼 규칙을 띠며 적절한 간격으로 설치되는 가교를 '생리적 가교'라고 한다.

◆ 콜라겐 섬유의 연결을 어지럽히는 AGE

질서정연하게 놓인 생리적 가교를 어지럽히는 것이 당화에 의해 발생한 AGE이다. AGE가 만든 가교는 생리적 가교의 규칙성을 어지럽히기 때문에 '악당 가교'로 불린다. 악당 가교가 만들어지면 콜라겐 섬유는 본래의 탄력과 장력을 잃어버린다. 그 결과로 나타나는 현상 중 하나가 피부 노화가 가속화하면서 기미와 주름이 생기는 것이다.

콜라겐 섬유의 '생리적 가교'와 AGE의 '악당 가교'

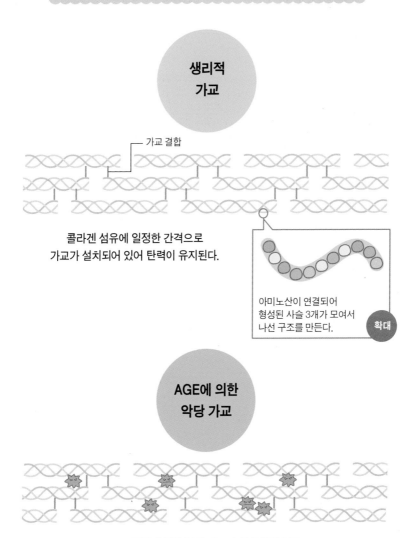

생리적 가교

가교 결합

콜라겐 섬유에 일정한 간격으로
가교가 설치되어 있어 탄력이 유지된다.

아미노산이 연결되어
형성된 사슬 3개가 모여서
나선 구조를 만든다.

확대

AGE에 의한 악당 가교

AGE에 의한 악당 가교가 불규칙적으로
늘어나면 콜라겐 섬유의 탄력이 사라진다.

◆ 오래된 콜라겐 섬유가 분해되지 않는다

새로운 콜라겐 섬유로 교체하기 위해서 오래된 콜라겐 섬유는 분해되는 것이 수순이지만, AGE가 악당 가교를 만들어 버리면 분해가 막혀서 교체가 잘 이루어지지 않고 콜라겐 섬유의 기능도 저하된다.

◆ 대식 세포가 콜라겐 섬유를 약화시킨다

면역 세포 중 하나인 대식 세포는 콜라겐 섬유를 보호하기 위해 AGE에 공격을 가한다. 그러나 대식 세포의 공격은 유감스럽지만 항상 플러스로 작용하는 것은 아니다. 혈관 내에서 LDL 콜레스테롤과 결합된 AGE를 제거할 때 '포말 세포'를 만드는 것처럼(70쪽 참조), 때로는 안타까운 결과를 초래하기 때문이다. 대식 세포는 콜라겐 섬유에 달라붙은 AGE를 제거할 때 AGE뿐만 아니라 콜라겐 섬유까지 통째로 먹어버린다. 우리 몸은 부족한 콜라겐 섬유를 보충하기 위해 콜라겐 섬유의 생산을 늘리기 시작하는데, 그러면 콜라겐 섬유가 너무 많아져서 결과적으로 콜라겐 섬유의 상태를 불안정하게 만드는 문제가 생긴다.

◆ 콜라겐 섬유의 손상은 골다공증으로 이어진다

골다공증은 뼈가 약해져서 쉽게 부러지는 병이다. 인간의 뼈에서는 '파골 세포'가 오래된 뼈를 흡수하고 '골아 세포'가 뼈를 생성하는 '골 대사'가 반복됨으로써 뼈가 튼튼하게 유지된다. 하지만 흡수와 생성의 밸런스가 깨져 '흡수'가 많아지면 뼈가 약해져 골다공증이 일어나는데, 이 과정에도 AGE가 작동하고 있다. AGE는 파골 세포의 기능을 촉진하고 골아 세포를 억제하는 탓에 뼈가 자꾸 녹아버리는 것이다. 그런데 뼈라고 하면 '칼슘으로 이루어져 있다.'는 이미지가 강할 텐데, 사실 뼈의 절반을 차지하는 것은 콜라겐 섬유다. 콜라겐 섬유 주변에 칼슘, 마그네슘 등이 붙어서 강도를 유지하는 단단한 뼈가 되는 것이다. AGE에 의해 악당 가교가 설치된 콜라겐 섬유에는 칼슘 등이 균질하게 붙을 수 없기 때문에 뼈가 점점 약해진다.

골 대사의 구조

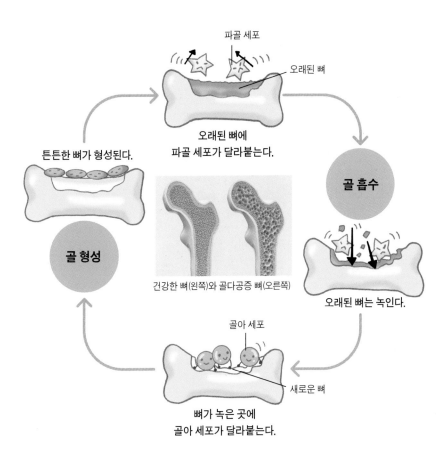

파골 세포

오래된 뼈

오래된 뼈에
파골 세포가 달라붙는다.

튼튼한 뼈가 형성된다.

골 흡수

건강한 뼈(왼쪽)와 골다공증 뼈(오른쪽)

골 형성

오래된 뼈는 녹인다.

골아 세포

새로운 뼈

뼈가 녹은 곳에
골아 세포가 달라붙는다.

08 │ AGE는 피부 세포의 재생을 방해해 피부를 쇠약하게 만든다

자외선이 피부에 손상을 주어 기미와 주름의 원인이 된다는 것은 이제 상식이지만, 당화와 관련된 연구가 진행됨에 따라 AGE도 피부 노화에 깊이 관여하고 있음이 확인되었다.

피부는 표피, 진피, 피하 조직으로 구성되며, 피부의 노화는 표피와 진피의 상태로 결정된다. 이른바 '나이 먹은 피부'란 표피와 진피가 다음과 같다.

- ● 표피　두꺼워진다, 피부는 거칠거칠해진다.
- ● 진피　얇아진다, 피부는 탄력이 약해지고 처짐과 주름이 생긴다.

표피와 진피 양쪽의 악화 변성을 AGE가 진행시킨다는 사실을 프랑스의 화장품 회사 에스티 로더가 확인했다. AGE로 당화된 세포는 표피가 두꺼워졌으며, 진피의 안쪽에는 AGE의 한 종류가 쌓였다고 한다. 피부의 투명감이 사라지는 '누르칙칙한 피부'에 AGE와 멜라닌이 어떻게 관여하고 있는지 밝혀낸 것은 일본 화장품 회사 폴라(Pola)다. 이 연구에서 AGE가 피부 노화를 진행시키는 원인이며, 피부의 젊음을 유지하는 데 있어 항AGE 케어를 하지 않는다면 자외선 케어도 미백 케어도 의미가 없다는 것이 확인되었다.

◆ 항AGE 케어야말로 노화 방지의 열쇠

체내의 세포는 항상 교체되고 있고, 이를 '대사 회전(turnover)'이라고 한다. 축적된 AGE도 세포의 대사 회전과 함께 사라져 버린다. 대사 회전의 사이클은 표피에서는 40~50일, 진피에서는 15년 전후다. 대사 회전의 시간이 길수록 AGE가 착착 쌓여서 노화가 진행된다. 젊은 피부를 유지하려면 당화를 막아 AGE의 해악을 억제하는 '항AGE 케어'(106, 186쪽 참조)가 필요하다.

피부의 표피와 진피의 노화를 진행시키는 AGE

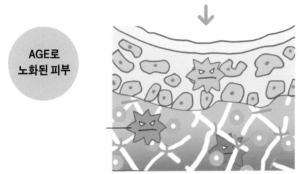

젊은 피부

표피(두께 0.2mm)
- 각질층
- 2개 층의 지방
- 기저 세포층

진피(두께 1~5mm)
- 콜라겐 섬유
- 섬유 아세포
- 엘라스틴 섬유
- 세포 외 기질

기저 세포는 각질의 근원이 되는 단백질을 만드는 세포이며, 섬유 아세포는 콜라겐 섬유나 엘라스틴 섬유 등을 만드는 세포다. 엘라스틴 섬유는 진피의 대부분을 차지하는 콜라겐 섬유를 묶는 역할을 하며 세포 외 기질은 두 개가 단단히 결합되도록 작용한다. 이들이 정상적으로 일하면 젊고 싱싱한 피부가 된다.

AGE로 노화된 피부

AGE에 의해 표피는 두꺼워지고 진피에서는 콜라겐 섬유와 엘라스틴 섬유의 결합이 붕괴된다. AGE의 영향으로 섬유 아세포도 죽는다. 그 결과로 피부가 노화된다.

마키타 박사의 한마디 팁

대사 회전(turnover)에 걸리는 시간은 세포에 따라 다르다. 간은 약 14~20일, 소화관은 약 10일, 근육은 약 180일, 피부는 약 15년, 관절 연골의 콜라겐 섬유는 117년, 안구 수정체의 크리스탈린(단백질의 일종)은 대사 회전을 하지 않기 때문에 AGE가 축적되면 백내장이 발병한다. 대사 회전의 시간이 길수록 AGE의 축적을 피할 수 없는, 노화되기 쉬운 장기라고 할 수 있다. 즉, 피부는 노화되기 쉽다.

09 | 과로, 수면 부족, 인간관계 등 스트레스가 혈당치를 올려 당화를 가속화한다

일본 후생 노동성은 일본인을 대상으로 한 연구 결과를 분석해 당뇨병의 위험 인자를 다음과 같이 정리했다. (한국인도 마찬가지다.)

① 고령 ② 가족력 ③ 비만 ④ 운동 부족 ⑤ 혈당치 상승

그 밖의 위험 인자로는 고혈압과 고지혈증이 꼽히고 있으며, 최근에는 '스트레스'의 영향도 큰 것으로 알려져 있다. 독일의 뮌헨 헬름홀츠센터는 지난 2014년 20~60대 노동자 5337명을 대상으로 스트레스와 당뇨병을 조사한 결과를 발표했다. 이에 따르면 조사를 시작할 당시에는 당뇨병 환자가 없었는데, 평균 13년간의 조사 기간 동안 약 300명이 발병했다. 특히 업무 때문에 강한 압박감을 느끼는 사람은 비만, 나이 등의 인자와 관계없이 당뇨병 발병률이 증가하는 경향을 보였다.

이 같은 결과는 스트레스가 혈당을 상승시킨다는 것을 의미한다. 스트레스 자체도 혈당을 높이지만, 스트레스를 낮추려고 분비되는 호르몬이 혈당을 상승시킬 수도 있다. 뇌는 스트레스를 강하게 느끼면 '내분비'와 '자율 신경'에 스트레스를 낮추는 호르몬을 분비하라고 지시하는데, 이때 분비되는 코르티솔과 아드레날린 같은 호르몬에 혈당을 상승시키는 작용이 있는 것이다.

◆ 스트레스로 당화가 진행된다

과도한 스트레스가 지속되어 혈당이 상승하면 당연히 당화가 진행되어서 AGE도 증가한다. 스트레스로 인해 상승하는 혈당치는 최대 40mg/dl이나 된다. 그리고 스트레스 대응에 쫓기다 보면 내분비와 자율 신경까지 피폐해져서 몸과 마음이 모두 나쁜 상태가 되는 것이다.

스트레스 전달 경로와 분비되는 호르몬

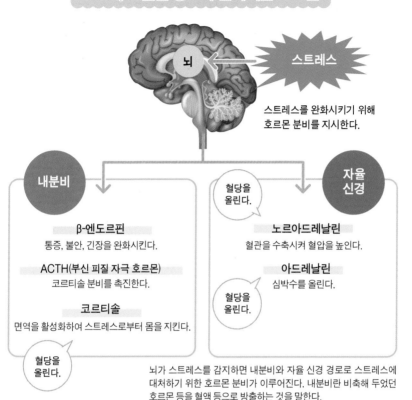

뇌

스트레스

스트레스를 완화시키기 위해
호르몬 분비를 지시한다.

내분비

β-엔도르핀
통증, 불안, 긴장을 완화시킨다.

ACTH(부신 피질 자극 호르몬)
코르티솔 분비를 촉진한다.

코르티솔
면역을 활성화하여 스트레스로부터 몸을 지킨다.

혈당을
올린다.

자율
신경

혈당을
올린다.

노르아드레날린
혈관을 수축시켜 혈압을 높인다.

아드레날린
심박수를 올린다.

혈당을
올린다.

뇌가 스트레스를 감지하면 내분비와 자율 신경 경로로 스트레스에
대처하기 위한 호르몬 분비가 이루어진다. 내분비란 비축해 두었던
호르몬 등을 혈액 등으로 방출하는 것을 말한다.

마키타 박사의 한마디 팁

초조할 때 단것을 먹으면 진정될 것 같은 기분이 들지 않는가? 확실히 단것을 먹으면 행복
호르몬인 도파민이 분비되어 일시적으로 초조감이 가라앉는다.

그런데 이렇게 되면 뇌는 '초초해지면 단것을 먹을 수 있다.'고 기억하기 때문에 초초할 때
마다 단것을 먹고 싶고, 더욱이 같은 양으로는 만족감을 얻을 수 없기 때문에 꾸역꾸역 먹는
양이 늘어나는 당질 중독의 사이클에 빠지고 만다(34쪽 참조).

'스트레스 해소는 먹는 것'이라고 말하는 사람이 선택하는 것은 케이크나 초밥이나 파스타
등 당질이 높은 것들뿐이다. 스트레스로 인한 야식은 당질 중독을 더욱 심각하게 만드는 위
험한 행동이라고 말할 수 있겠다.

10 | 당화가 DNA에 작용해서 암세포를 만든다

사실 인체에서는 매일 1조 개의 세포가 죽는다. 그리고 그만큼 DNA의 정보를 복제해서 1조 개의 세포가 다시 태어난다. 즉 끊임없이 신진대사가 반복되고 있는 것이다. 그런데 매일 새로 태어나는 세포가 모두 건강한 것은 아니다. 그 가운데는 무려 5천 개나 되는 암세포도 포함되어 있다.

◆ 당화가 DNA의 복제 오류를 일으킨다

왜 이렇게 암세포가 만들어지는 걸까? 그 원인은 다름 아닌 'DNA의 복제 오류' 때문이다. 물론 신진대사 때마다 복제 오류로 암세포가 발생한다고 해서 즉시 암에 걸리는 것은 아니다. 면역 세포가 암세포의 증식을 저지해 주기 때문에 아무 일 없이 생활할 수 있다(72쪽 참조).

신진대사 과정에서 발생하는 DNA 복제 오류는 당화에서 비롯한다는 사실이 실험으로 증명되었다. 세균에 기생해서 증식하는 바이러스를 포도당에 섞은 뒤 대장균에 기생시키면 포도당에 섞어놓은 시간이 길고 포도당의 농도가 진할수록 대장균을 감염시키는 능력이 저하되었다. 이 실험은 바이러스 DNA가 당화의 영향으로 복제 오류를 일으켜 본래의 감염 능력이 손상되었음을 보여준다.

당질의 과다 섭취로 인해 체내 당화가 진행되면 우리 몸에서도 비슷한 복제 오류가 자주 발생하게 될 텐데, 이는 곧 암 발생 위험이 상승함을 뜻한다. 암세포가 다발적으로 발생해 버리면 면역 세포로 억제하기가 어려워지기 때문이다. 당질 과다의 식생활은 세포 수준에서부터 악영향을 미쳐 암의 원인이 되는 것이다.

당화가 진행되면 DNA 복제 오류가 발생

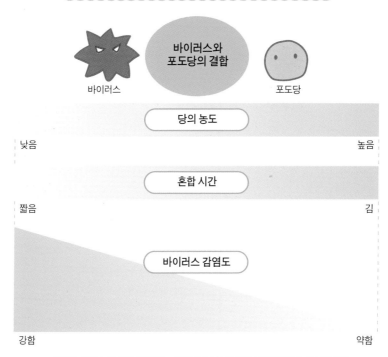

바이러스

바이러스와
포도당의 결합

포도당

당의 농도

낮음   높음

혼합 시간

짧음   김

바이러스 감염도

강함   약함

당의 농도가 높고 당과 혼합되는 시간이 길수록 바이러스의 감염력은 떨어져 간다.
당화로 DNA 복제 오류가 발생했음을 알 수 있다.

마키타 박사의 한마디 팁

암을 치료하는 게 어려운 이유는 재발과 전이가 있기 때문이다.

● 재발: 수술로 다 제거하지 못한 작은 암이 다시 나타나거나 치료로 작아진 암이 다시 커
지는 것.

● 전이: 혈액·림프샘을 타고 이동하는 암세포가 다른 곳에서 암을 발생시키는 것.

AGE가 암세포의 전이에도 관련되어 있다는 것이 오사카 대학과 컬럼비아 대학 공동팀의
연구로 확인되었다. 암 발생에는 여러 요인이 겹쳐 있지만, 일단 AGE가 암의 발생과 전이
양쪽 모두에 관여하는 것은 명백해졌다고 말할 수 있다. 당질을 적절히 조절해서 체내 당화
를 방지하고 AGE를 발생시키지 않는 것이 바로 암을 예방하는 지름길이다.

당질 과다가 일으키는 '염증'이 만병의 근원이다

축적된 내장 지방에서 발생한 만성 염증이 질병의 온상이 된다.

한국인과 일본인의 사망 원인의 1위는 암이다. 이제 과거만큼 드문 질병
은 아닌 것이 됐지만, 그래도 생명과 직결된 무서운 병이라는 사실에는 변
함이 없다. 그렇기 때문에 '암세포의 증식을 억제하는 약이 있다.'고 한다면
누구라도 꼭 알아두고 싶을 것이다. 그런데 그런 약이 있다. 더욱이 그 약
은 비싸지도 귀하지도 않다.

　어쩌면 여러분 집 약상자에도 들어 있을 정도로 흔한 약인데, 그것은 아
세틸 살리실산이다. '아스피린'이라고 하면 더 잘 이해될 것이다. 효능으로
는 해열, 진통, 소염이 있는데 그중 '소염'이 암세포의 억제로 이어진다.

　암은 체내의 염증 때문에 발생한다. 그래서 아스피린을 복용했더니 염
증이 가라앉아 암의 증식이 멈추었다는 연구 보고가 있는 것이다. 물론 '아
스피린 = 암의 특효약'이라는 말은 아니다. 이 연구를 통해 염증과 암세포
의 '밀월 관계'를 잘 알 수 있다는 점에 주목하자. 그렇다면 왜 체내에서 염
증이 발생하는 걸까? 여기에도 '당질'이 관련되어 있다.

◆ 당질이 늘어나면 염증이 발생한다

인간의 뇌는 당질을 섭취하면 크게 기뻐하며 도파민을 방출한다(34쪽 참
조). 각성제 등의 마약과 비슷한 작용을 나타내는 도파민은 바로 마약과 같
은 '행복감'을 가져오고 그 행복감을 찾아 항상 당질을 섭취하다 보면 당질
에 중독되어 버린다.

　하루 세끼 식사나 그 사이의 간식, 업무나 집안일을 할 때 습관처럼 마시
게 되는 각종 음료 등 '뇌가 좋아하는 것'을 자꾸 섭취하다 보면 몸은 확실
하게 당질 과다에 빠지게 된다. 그리고 다 소비하지 못한 당질이 지방으로
쌓여 몸은 점점 뚱뚱해진다.

발병 시 사망률이 높은 암

통계청(2020년 사망 원인 통계 결과)

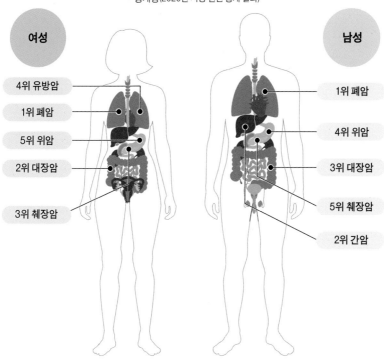

여성

4위 유방암
1위 폐암
5위 위암
2위 대장암
3위 췌장암

남성

1위 폐암
4위 위암
3위 대장암
5위 췌장암
2위 간암

남성은 40세 이상은 소화기계 암 사망률이 높고, 70세 이상은 폐와 전립샘 암의 사망 비율이 증가한다.

여성은 40대는 유방암·자궁암·난소암과 같은 여성 특유의 암 사망률이 높지만 고령이 되면 소화기계 암 사망 비율이 증가한다.

지방은 우선 '내장 지방', 그다음에 '피하 지방' 순서로 축적된다. 이 중 '내장 지방'이 너무 많아지면 면역 세포의 힘이 약해지고 '염증'이 발생한다. 더욱이 그 염증은 좀처럼 잘 가라앉지 않는다는 것이 확인되고 있다. 원래 '염증'은 몸에 침입한 적들과 싸우기 위한 방어 수단이다. 감기에 걸려 열이 나는 것은 면역이 제대로 작동한 결과이므로 문제가 되지 않는다. 하지만 적을 공격하는 것도 아닌데 염증이 계속되다 보면 암을 비롯한 병에 걸리거나 감염되기 쉬워진다.

내장 지방과 피하 지방의 축적과 체형

내장 지방이 축적된
사과형 체형

복부 내장 주변에 지방이 축적되어 상체에 살이 찐다.

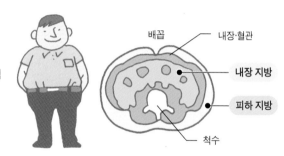

배꼽 — 내장·혈관
내장 지방
피하 지방
척수

피하 지방이 축적된
서양배형 체형

하체에 서서히 지방이 붙어서 빼기가 어렵다. 엉덩이, 허벅지 외에 상박(위팔)에도 지방이 붙는다.

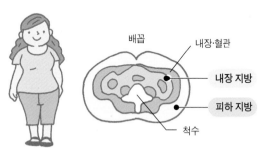

배꼽 — 내장·혈관
내장 지방
피하 지방
척수

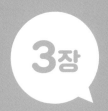

당질 제한의 건강 효과는?
-당질 제한으로 젊음을 되찾는다

우리 몸은 태곳적부터 당질 제한에 적합한 구조였다. 당질 제한이 어떤 메커니즘으로 건강을 증진하는지, 노화 예방에 긍정적으로 작용하는지 알아본다.

01 | 태고의 인류는 고기, 해산물, 채소로 슬기로운 '당질 제한' 생활을 했다

인류가 탄생한 지 약 250만 년이라는 긴 역사 속에서 밀, 쌀 등의 곡물 재배가 가능해진 것은 대략 1만 년 전이며, 200년 전부터는 밀가루와 흰쌀을 생산해서 먹기 시작했다. 곡식 재배가 이루어지기 전의 인류는 수렵과 어로, 채집으로 식량을 구했다. 인류는 오랜 세월에 걸쳐 고기와 해산물 그리고 야산에서 채취한 식물로 몸을 유지해 왔던 것이다.

따라서 식생활의 중심은 지질·단백질이었고, 당질은 식물로부터 약간 섭취하는 정도에 지나지 않았다. 물론 굶주림에 시달리는 일도 일상이었을 것이다. 이런 원시적 식생활은 농경 기술의 발전으로 완전히 바뀌었다. 밀과 쌀이 글자 그대로 '주식'이 되어 당질을 충분히 섭취하는 식생활이 된 것이다.

사냥에서 농경으로 이동하며 먹거리를 안정적으로 확보하게 된 것이 문명 발전에 기여했음은 부인할 수 없는 사실이다. 하지만 수십 세대에 걸쳐 구축된 몸의 대사 구조를 생각하면, 이 정도로 큰 음식의 변화는 예상 밖의 일이 아닐 수 없다. 인간의 몸은 아직 섭취하는 음식의 변화에 대응하지 못하고 있다는 뜻이다.

◆ 인체는 배부른 것도 당질도 익숙지 않다

대부분의 현대인은 당질을 과다하게 섭취하고 있다. 달달한 과자, 디저트, 외식과 배달 음식 등으로 자신도 모르는 사이 계속해서 당질을 섭취하는 상태가 되어버린 것이다. 250만 년에 걸친 인류의 역사로 보면 '포만'에 당연해진 것은 극히 최근의 일이다. 포만에 익숙하지 않던 몸이 아직 적응되지도 않은 '당질'로 포만해지는 상황이 이 시대를 사는 우리들을 괴롭히는 '생활 습관병'의 원흉이 되고 있는 것은 의심의 여지가 없다.

'전통 식생활'과 '근대 식생활'이 몸에 미치는 영향

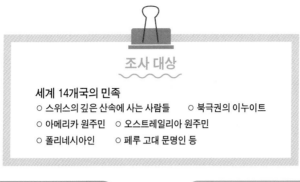

조사 대상

세계 14개국의 민족
- ○ 스위스의 깊은 산속에 사는 사람들   ○ 북극권의 이누이트
- ○ 아메리카 원주민   ○ 오스트레일리아 원주민
- ○ 폴리네시아인   ○ 페루 고대 문명인 등

전통 식생활을 하는 사람		근대 식생활을 하는 사람
예		**예**
이누이트 (생선, 생선의 알, 바다표범의 기름 등) **마사이족** (육고기, 피, 젖 등. 식물은 섭취하지 않음) ↓ 동물성 지방을 자연 그대로 섭취하고 있다. 당질은 극히 적다.	**식사**	**햄버거, 감자, 피자, 탄산음료, 통조림 등** ↓ 정제 곡물, 살균 우유, 가공한 유지류를 많이 섭취한다. 당질 과다
□ 충치 없음 □ 치열이 고름	**치아**	□ 충치 있음 □ 치열이 나쁨
□ 건강한 몸	**건강**	□ 면역력 저하

미국 치과 의사인 W. A. 브라이스 박사는 환자의 충치나 치열의 흐트러짐은 식생활에 원인이 있다고 생각하여 1930년대부터 세계 14개국에서 '전통 식생활을 하는 사람들'과 '같은 민족이지만 근대 식생활을 하는 사람들'의 건강 상태를 조사했다. (식생활과 신체의 퇴화-Nutrition and Physical Degeneration-)

차이는 뚜렷했다. 전통 식생활을 하는 사람들은 충치가 없는 아름다운 치열로 건강한 신체 상태였다. 반면 문명의 유입이나 이주를 통해 근대 식생활로 바뀐 사람들은 충치나 치열이 고르지 않은 것 외에도 건강상의 문제가 많았다.

02 | 인체 대사의 기본 설정은 '기아 대비', 따라서 '당질 제한'이 딱 맞다

인류의 250만 년에 걸친 역사는 '기아'를 이기기 위한 투쟁의 역사라고 해도 맞을 것이다. 식량을 얻기 위해 인류는 항상 육체를 혹사할 수밖에 없었다. 가혹한 환경에서 인간은 '식사는 조금, 하지만 노동은 충분히 할 수 있는 에너지 절약형'이 아니고서는 살아갈 수 없었기 때문이다.

본래 인간의 몸은 '기아'와 '육체의 혹사'를 기본 설정으로 극한의 생활에 적응할 수 있는 '에너지 절약형'으로 프로그래밍되었다. 그런데 현대인은 '기아와 육체의 혹사'라는 기본 프로그래밍에 반하는 라이프스타일로 살고 있다. 즉 '포식과 운동 부족'이다.

◆ 인류가 경험해 보지 못한 양의 '당질'

사냥이 잘 안 되거나 가뭄 등으로 농작물을 생산하지 못하면 인류는 기아를 견뎌낼 수밖에 없다. 기아 상태는 자동차로 말하면 '연료 고갈'이다. 이때 생명 활동을 유지하려면 간과 근육에 저장해 둔 당을 끌어내어 에너지를 충당해야 한다. '글루카곤', '성장 호르몬' 같은 호르몬이 비축해 두었던 당을 끌어내 혈당이 올라가는 것이다. 혈당을 상승시키는 호르몬은 여러 가지가 있지만, 반대로 혈당을 낮추는 호르몬은 오직 인슐린뿐이다. 인간의 몸이 '기아'에 대비하는 구조로 만들어졌다는 것을 이 사실만으로도 잘 알 수 있다.

현 시대는 인류가 처음으로 혈당치를 상승시키는 '당질'을 충분히 먹을 수 있는 시대이지만, 몸은 변화를 따라잡지 못하고 있다. 이로 인해 컨디션 저하와 여러 가지 질병이 발생하는 것은 물론이고 노화까지 가속화하고 있다. 몸을 정상으로 되돌리려면 인체의 기본 설정인 '당질 제한'을 실행해야 하는 것이다.

혈당과 연관 있는 호르몬

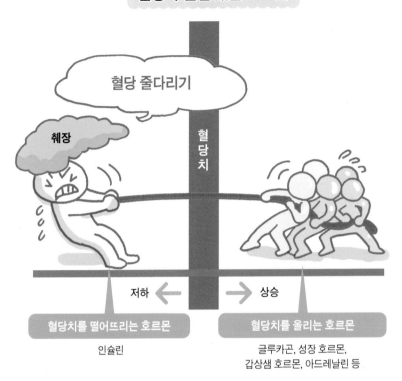

혈당치를 높이는 호르몬과 떨어뜨리는 호르몬이 균형을 이룸으로써 혈당이 적절한 수준으로 유지된다. 인류는 오랜 역사 동안 '기아 상태'에 놓여 있었으며 이에 대응하기 위해 혈당치를 높이는 다수의 호르몬으로 균형을 맞춰 왔다. 그러나 현대에 와서 기아 문제를 더 이상 겪지 않게 되었으며 혈당치를 높이는 음식 섭취가 늘고 있다. 그 결과로 인슐린 등의 호르몬 작용으로 지방이 늘어나고 살이 찐다.

마키타 박사의 한마디 팁

인류가 굶주림에서 해방된 것은 불과 수십 년 전의 일이다. 이 얼마 안 되는 시간 동안 당질 섭취량은 엄청나게 증가했다. 250만 년에 걸쳐 프로그래밍된 '기아'의 설정이 기껏해야 수십 년 만에 바뀔 리 없다. 현대인의 몸속에는 처리 불가능한 당질이 넘쳐 비만과 각종 질병, 컨디션 저하를 일으킬 뿐만 아니라 노화를 촉진하는 유해 물질 AGE도 대량으로 만들어지고 있다.

우리 몸의 대사와 맞지 않는 음식의 해로움

연면히 이어지는 진화의 역사에서 '먹거리의 형태'가 결정된다!

지구상의 생물은 수백만 년 단위의 기나긴 진화의 길을 걸어왔다. 어려운 환경에서 살아남기 위해 생물이 가장 고심한 것은 뭐니 뭐니 해도 '음식'일 것이다. 무엇을 먹을지 그리고 얼마나 먹을지 하는 고민 말이다. 생물에게 있어서 이상적인 '최적의 먹이'가 오랜 진화 속에서 확립된 것이다.

최적의 먹이는 갑자기 바뀔 수 있는 것이 아니다. 그런데 일부 생물을 둘러싼 '식량 사정'은 한순간에 확 바뀌어 버렸다. 이 괴리가 여러 질병을 일으키고 있다.

◆ 잘못된 '음식'이 여러 세대에 걸쳐 악영향을 끼친다

미국 캘리포니아의 결핵 연구소에서 근무하던 프랜시스 포텐저 박사는 실험을 위해 고양이의 부신을 절제해 놓았는데, 수술 중에 죽어 버리는 고양이와 살아남는 고양이가 있다는 사실에 의문을 품게 되었다. 이를 연구를 해보니 생식을 한 고양이가 더 생명력이 강한 것으로 나타났다.

이 연구는 1932년부터 10년에 걸쳐 900마리 이상의 고양이를 대상으로 진행되었는데 '생고기 : 조리육', '생우유 : 살균유, 연유, 설탕을 넣은 연유 등'으로 먹이를 세세하게 설정하고, 그룹을 나눠서 수세대에 걸쳐 경과를 관찰했다. 이 실험은 '고양이가 조상 대대로 먹어온 먹이'와 '익숙하지 않은 먹이'의 비교인데, 당연히 고기도 우유도 '생'으로 먹는 것이 고양이의 '본래의 먹이, 즉 최적화된 먹이'라 할 수 있다.

생고기나 생우유를 먹은 고양이들은 건강 그 자체였다. 골격은 튼튼하고 치열은 양호했으며, 털의 윤기가 좋고 기생충도 적었다. 번식 활동이 활발하고 정서도 안정되어 있었다. 반면 조리육이나 살균유 등을 먹은 고양이는 다음과 같은 문제를 겪었다.

- 구루병에 걸린다. (뼈가 약해지고 심하게 휘는 등의 증상)
- 새끼 고양이일 때 죽는다.
- 시력 저하가 발생한다.
- 피부병 및 알레르기가 생긴다.
- 심장, 갑상샘, 간, 난소, 고환 등에 질환이 생긴다.
- 정서가 불안정하다. (수컷은 얌전하고 암컷은 성질이 거칠다.)

이들 고양이는 3세대째가 되면 더욱 음식의 영향이 심각해졌다. 태어나도 6개월 미만에 죽는 경우가 많아졌고, 수컷은 무정자증이 많았으며 생식 활동을 할 수 있는 경우라도 건강한 새끼 고양이가 태어나지 못해 결국 4세대로 이어지지는 못했다.

◆ 인간에게도 같은 일이 일어나고 있다

요즘은 반려동물에게도 비만이나 당뇨병 등 인간과 동일한 건강 문제가 논란이 되고 있다. 빵이나 과자 등 인간의 음식을 주는 것은 말할 것도 없거니와 '본래의 먹이'와 동떨어진 것을 계속 주는 것은 반려동물의 건강에 큰 문제를 야기한다. 이것은 인간에게도 그대로 적용된다. 실험을 했던 고양이들에게 나타난 수많은 트러블은 현대의 인류가 고민하고 있는 건강 문제와 조금도 다르지 않다.

인류의 역사에 비추어 '본래의 음식'으로부터 동떨어진 것, 즉 먹지 말아야 할 것은 '당질'이다. 그렇다고 해도 당질을 완전히 끊어야 한다는 것은 아니다. 적절한 섭취량을 파악한 후에 당질을 조절해 나가면 된다. 일상적으로 당질이 많이 함유되어 있는 것은 되도록 피하는 식습관을 갖도록 하고 살이 찔 것 같은 느낌이 든다면 경계 수위를 조금 더 높여서 당질 섭취를 최대한 줄이도록 노력하면 된다. 특히 설탕이나 인공 감미료가 많이 들어 있는 청량음료나 과자는 절대 먹지 않는 것이 좋다.

03 | 혈당치가 널뛰며 불안정해진 멘탈, 당질 제한으로 안정시키자

본래 혈당치는 호르몬 작용에 의해 일정 범위 이내로 유지되고 있다. 식후에 오른 혈당치는 인슐린과 공복 등에 의해 떨어지는데, 혈당이 떨어지면 아드레날린, 노르아드레날린, 코르티솔, 글루카곤, 성장 호르몬 등이 작용해서 혈당치가 크게 떨어지지 않도록 적정하게 유지한다. 하지만 끼니마다 당질을 듬뿍 먹으면 식사 후에 혈당치가 급상승하게 된다.

여기에 반응한 인슐린이 대량으로 분비되어 혈당치는 떨어지겠지만, 급격하게 떨어진 혈당치를 다시 끌어올리기 위해 또다시 아드레날린이나 글루카곤 등이 분비되고 몸은 정신없이 고혈당과 저혈당 사이를 오가며 대응할 수밖에 없다. 이러한 반응의 결과로 '혈당 스파이크'가 일어나는 것이다(28쪽 참조).

◆ 자율 신경을 안정화시키는 당질 제한

호르몬의 분비에는 자율 신경도 관련되어 있다. 그런데 당질을 과다 섭취해 정반대 작용의 호르몬을 끊임없이 분비하면 자율 신경에도 혼란이 생긴다. 본래 자율 신경은 낮에는 몸을 활발하게 하는 교감 신경이 우위가 되고, 밤에는 릴랙스 모드의 부교감 신경이 우위가 되도록 전환되는 것이 이상적이다. 하지만 혈당 스파이크가 일어나면 교감 신경으로부터 아드레날린이나 노르아드레날린이 분비되는데, 이것은 주간 모드가 계속되는 셈으로 이런 이유로 불안, 초조 등의 증상이 나타난다.

당질 제한식을 하면 식후에 혈당 스파이크를 일으킬 일이 없다. 따라서 혈당을 정상 범위 이내로 유지하기 위해 교감 신경으로부터 아드레날린 등이 분비되는 일도 없기 때문에 심리적으로도 안정된 상태를 유지할 수 있다.

혈당 스파이크와 호르몬의 작용

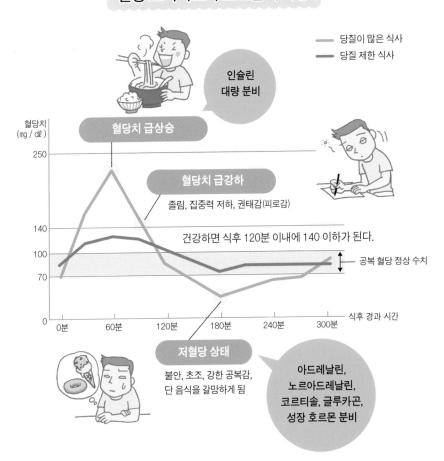

당질이 많은 식사
당질 제한 식사

인슐린 대량 분비

혈당치 (mg / dℓ)

혈당치 급상승

혈당치 급강하

졸림, 집중력 저하, 권태감(피로감)

건강하면 식후 120분 이내에 140 이하가 된다.

공복 혈당 정상 수치

250
140
100
70
0

0분   60분   120분   180분   240분   300분   식후 경과 시간

저혈당 상태

불안, 초조, 강한 공복감, 단 음식을 갈망하게 됨

아드레날린, 노르아드레날린, 코르티솔, 글루카곤, 성장 호르몬 분비

마키타 박사의 한마디 팁

자율 신경이 흐트러지면 불안, 초조 같은 정신에 미치는 영향뿐만 아니라 두통이나 현기증, 위산 과다(위염), 장의 연동 운동 이상(변비·설사) 등의 신체 증상도 나타난다.

혈당치가 떨어지면 혈당치를 높이는 호르몬(아드레날린, 노르아드레날린 등)이 교감 신경으로부터 분비된다. 이로 인해 혈당치는 올라가지만 불안, 초조 등의 저혈당 증상이 나타난다. 이것은 혈당을 올려주는 것을 먹으라는 경고 반응이다.

04 | 당질 제한으로 수면의 질이 향상되면 일의 효율은 저절로 오른다

잠은 심신의 피로를 풀어주고 생명력을 채워주는 소중한 신체 활동이다. 밤에 질 좋은 수면을 취하면 아침에 개운하게 눈뜰 수 있다. 낮 동안의 활동이나 일, 공부 등도 활기차게 해나갈 수 있을 것이다.

◆ 당질 과잉 섭취가 '야간 저혈당'을 유발한다

저녁에 당질을 듬뿍 섭취하고 잠자리에 들면 수면 중 혈당이 급상승하는데, 혈당을 내리기 위해서 인슐린이 분비되고 인슐린 작용으로 혈당이 급격하게 내려간다. 이것이 '야간 저혈당'이다. 야간 저혈당 상태가 되면 우리 몸은 아드레날린, 노르아드레날린 등의 호르몬을 분비하여 혈당을 올린다. 이렇게 혈당을 올리는 호르몬들은 자율 신경의 교감 신경에 작용하는 '흥분계 호르몬'이다.

본래 수면 시에는 부교감 신경이 우위가 되어서 심신이 편안해지는 상태가 되어야 하는데 흥분계 호르몬으로 인해 '교감 신경'이 우위를 점하면서 수면 중 흥분 상태가 된다. 양질의 수면을 취하지 못하니 아침에 일어났을 때 피로감이 남는다.

양질의 수면을 취하기 위해서는 혈당이 안정되어야 한다. 저녁 식사를 당질 제한 식으로 했다면 혈당이 천천히 올라가고 천천히 내려갈 것이므로 수면 중 흥분계 호르몬이 분비되지 않는다. 그 결과 수면에 적합한 부교감 신경이 우위인 상태가 되어 피로 해소, 뇌 리셋 등 본래 수면 시에 이루어지는 작용들이 촉진된다.

야간 저혈당의 증상

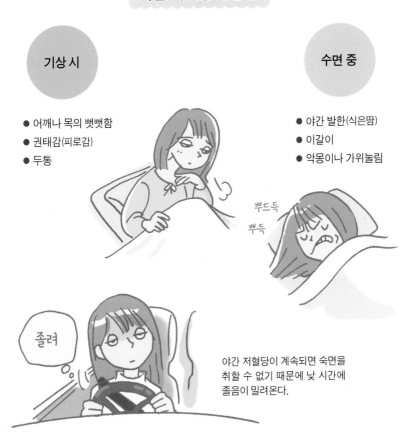

기상 시

- 어깨나 목의 뻣뻣함
- 권태감(피로감)
- 두통

수면 중

- 야간 발한(식은땀)
- 이갈이
- 악몽이나 가위눌림

뿌드득
뿌득

졸려

야간 저혈당이 계속되면 숙면을 취할 수 없기 때문에 낮 시간에 졸음이 밀려온다.

마키타 박사의 한마디 팁

자율 신경은 교감 신경과 부교감 신경으로 이루어져 있으며, 한쪽이 일하고 있을 때 다른 한쪽은 쉬고, 상황에 맞게 역할을 바꾸면서 맞은 역할을 수행한다. 교감 신경은 몸을 활발하게 하고 싸우는 상태로 만들며, 반대로 부교감 신경은 몸을 편안하게 한다. 야간에는 부교감 신경이 우위가 되어야 양질의 수면이 가능하다.

05 | 간의 당 신생 기능 덕에 당질을 제한해도 저혈당이 생기지 않는다

혹시나 당질 제한을 하면 저혈당에 빠지지 않을까 불안감을 갖는 사람들이 있는 것 같다. 하지만 인간의 몸에는 저혈당을 방지하는 시스템이 작동하고 있기 때문에 건강한 사람이라면 저혈당 걱정은 하지 않아도 된다.

◆ '당질의 분해'와 '당 신생'으로 저혈당을 막는다

섭취한 당질이 분해되어 포도당이 되고, 포도당은 간을 거쳐 혈액에 흡수된다. 이것을 혈당이라고 한다. 혈당은 뇌, 근육, 심장 등을 움직이는 연료로 쓰이며, 이 가운데 가장 혈당을 필요로 하는 곳은 뇌다. 뇌의 신경 세포는 1시간에 4g의 혈당을 소비한다. 또 혈액 속에 산소를 운반하는 적혈구도 혈당을 에너지로 쓰는데, 전체적으로 1시간에 2g의 혈당이 필요하다. 즉, 뇌와 적혈구는 1시간에 6g의 혈당을 사용하는 것이다. 하지만 겨우 6g이다.

뇌와 적혈구에 필요한 혈당을 조달하기 위해서는 1시간에 6g의 당질이 필요하다는 논리가 성립하지만, 식사하는 간격이 몇 시간이나 벌어져도 또 취침 중이어서 당질을 섭취하지 못해도 우리는 저혈당에 빠지지 않는다. 그것은 간이 당을 보충하는 구조를 갖추고 있기 때문이다.

식사로 섭취한 당질은 소장에서 흡수된 후 '글리코겐(포도당이 모여서 결합된 것)'으로 간에 저장된다. 혈당치가 내려가면 간에 저장된 글리코겐을 분해(포도당)해서 혈액으로 보내 혈당이 내려가는 것을 막는다(당질의 분해). 또한 간은 단백질에서 분해된 아미노산과 중성 지방에서 분해된 글리세롤을 이용해 당을 만들 수도 있다(당 신생). 간에 의한 '당질의 분해'와 '당 신생' 기능이 있기 때문에 당질 제한을 해도 저혈당이 생기지 않는다.

당질 제한을 해도 저혈당에 빠지지 않는 신체 시스템

당질의 분해

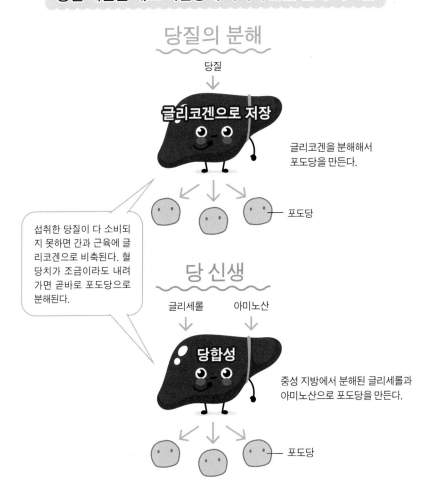

당질

글리코겐으로 저장

글리코겐을 분해해서 포도당을 만든다.

포도당

섭취한 당질이 다 소비되지 못하면 간과 근육에 글리코겐으로 비축된다. 혈당치가 조금이라도 내려가면 곧바로 포도당으로 분해된다.

당 신생

글리세롤   아미노산

당합성

중성 지방에서 분해된 글리세롤과 아미노산으로 포도당을 만든다.

포도당

마키타 박사의 한마디 팁

아이가 단것을 원하는 이유는 당 신생 시스템이 미숙하고 당질을 보충할 필요가 있기 때문이다. 성장함에 따라 당 신생 시스템은 완성되지만, 만약 어른이 되어서도 간식으로 단것을 먹고 싶은 것을 참을 수 없다면 당질 중독일 가능성이 있다. 저혈당의 대책으로 당질을 보충할 필요는 없다. 입이 심심하다면 당질이 적은 간식을 먹자.

06 | 칼로리 제한으로는 살을 뺄 수 없다
날씬해지고 싶다면 당질을 제한하라

예전에는 다이어트라고 하면 '칼로리 제한'이 가장 먼저 떠올랐다. 하루 식사와 간식의 칼로리 합계보다 소비하는 칼로리가 많으면 살이 빠진다고 생각한 것이다. 1g당 당질과 단백질은 4kcal, 지질은 9kcal로 같은 1g이라도 지질은 열량이 당질과 단백질의 2배이기 때문에 칼로리 제한 다이어트에서는 '지질을 줄이면 효율적으로 칼로리를 줄일 수 있다.'고 생각한다. 여기서 '지질(지방)이 비만의 원인'이라는 오해가 생긴 것이다. 하지만 실제로 인간을 살찌우는 것은 3대 영양소 중 당질뿐이다. 지질 섭취를 줄여봤자 체중에는 아무런 영향을 주지 못한다.

◆ 저지방, 저칼로리 다이어트는 체중 감량에 도움이 되지 않는다

다이어트의 정석으로 여겨진 것이 '칼로리 제한'이었지만, 전문가들 사이에서는 '칼로리 제한으로는 살을 뺄 수 없다.'는 인식이 확산되고 있다. 322명의 중등도 비만자를 대상으로 3가지 다이어트 방법을 적용해 2년간 조사한 결과가 세계적으로 권위 있는 〈New England Journal of Medicine〉을 통해 발표되었다(2008년. 101쪽 표). 발표에 따르면, 저지방식으로 칼로리 제한을 한 그룹의 성적이 가장 나빴으며 칼로리 제한을 하지 않은 저탄수화물식 그룹이 가장 많이 체중을 감량한 것으로 나타났다. 당질 제한의 체중 감량 효과는 지금도 널리 알려지고 있다.

※ 지중해식이란 이탈리아, 그리스 등 지중해 연안 국가의 전통적인 식사로 올리브오일, 통곡물, 채소, 과일, 콩, 견과류, 유제품, 생선 등이 기본이며 레드 와인을 곁들인다.
※ 한국인은 1일 평균 300g 이상의 탄수화물을 섭취하고 있다.

저지방 저칼로리 식단, 지중해식 저칼로리 식단, 칼로리 무제한 저탄수화물식의 다이어트 효과

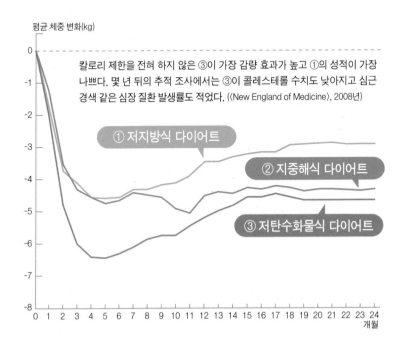

평균 체중 변화(kg)

칼로리 제한을 전혀 하지 않은 ③이 가장 감량 효과가 높고 ①의 성적이 가장 나쁘다. 몇 년 뒤의 추적 조사에서는 ③이 콜레스테롤 수치도 낮아지고 심근경색 같은 심장 질환 발생률도 적었다. (〈New England of Medicine〉, 2008년)

① 저지방식 다이어트

② 지중해식 다이어트

③ 저탄수화물식 다이어트

개월

① **저지방식으로 칼로리 제한** (남성 하루 1800kcal, 여성 하루 1500kcal)
총 칼로리의 30%를 지방으로부터 섭취(10%는 포화 지방산으로)

② **지중해식으로 칼로리 제한** (남성 1일 1800kcal, 여성 1일 1500kcal)
총 칼로리의 35%를 지방으로부터 섭취(30~45g의 올리브오일과 5~7개의 견과류로)

③ **저탄수화물식으로 열량은 무제한**
첫 2개월은 1일 탄수화물량을 20g으로 제한하고 서서히 120g까지 늘림.

마키타 박사의 한마디 팁

〈New England Journal of Medicine〉은 200년 이상의 역사를 가진 종합 의학 잡지이다. 의학계에서 가장 권위 있는 '톱 저널'로 여겨지고 있다. 논문은 게재된 매체가 어디냐에 따라 '격'이 정해지는데, 톱 저널의 엄격한 심사를 통과한 논문은 신빙성이 보증된다.

앞에서 '칼로리 제한으로는 살을 뺄 수 없다.'는 설명에 실망한 사람들도 있을 것이다. 식사와 간식의 칼로리를 세세하게 관리하는 '칼로리 제한'은 오랫동안 다이어트의 상식이었다. 성실하게 칼로리 관리를 해야 한다고 생각하는 사람들도 많겠지만, 그런 방법이 실제로는 의미가 없다는 것을 알게 되면 낙담할 수밖에 없을 것이다. 지금까지의 다이어트 상식을 뒤엎는 또한 가지 사실이 있는데, 운동이 체중 감량에 그다지 효과적인 방법이 아니라는 것이다.

◆ 운동으로 빠지는 살은 아주 조금일 뿐!

칼로리 제한과 함께 '운동'이 다이어트에 효과가 있다고 여겨져 온 것은 '칼로리 제한으로 살 빼기'와 '운동으로 살 빼기'의 뿌리가 같기 때문이다. '섭취 칼로리보다 소비 칼로리를 늘리면 살을 뺄 수 있다.'는 착각에서 출발해 칼로리를 소비하는 한 방편으로 운동이 권장되어 온 것이다. 하지만 막상 운동으로 살을 빼려면 상당한 운동량이 필요하다. 지극히 효율이 떨어지는 다이어트 방법이라고 하지 않을 수 없겠다.

◆ 운동을 통한 근력 강화로 노화 방지!

살을 빼는 방법으로 운동을 선택하는 것은 현명하지 않지만, 그렇다고 운동에 건강 효과가 없는 것은 아니다. 운동이 가져오는 건강 효과 가운데 첫 번째로 꼽고 싶은 것은 '노화 방지'다. 근육은 당을 저장하는 탱크의 역할을 하기 때문에 근육이 발달하면 그만큼 당을 끌어들여 혈당을 낮출 수 있다. 결국 고혈당을 예방하는 것이므로 AGE의 발생도 억제할 수 있는 것이다. 이 밖에도 운동에는 103쪽에서 설명한 것처럼 다양한 건강 효과가 있다.

운동이 가져오는 건강 효과

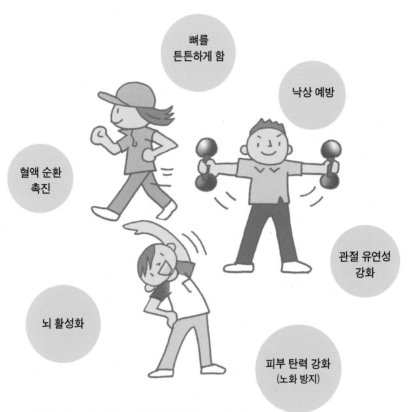

뼈를
튼튼하게 함

낙상 예방

혈액 순환
촉진

관절 유연성
강화

뇌 활성화

피부 탄력 강화
(노화 방지)

운동은 살을 빼는 효과는 낮아도 건강 효과는 높다. 평소
운동을 꾸준히 하는 사람은 심장 질환, 고혈압, 골다공증,
비만, 결장암 등의 발병률 및 사망률이 낮은 것으로 알려져
있다.

마키타 박사의 한마디 팁

근력 운동의 목적 중 하나는 '포도당 저장 탱크의 용량을 크게 만드는 것'. 가슴, 배, 허벅지
등의 큰 근육을 단련하면 탱크를 효율적으로 증량할 수 있다. 당질 제한과 함께 세트로 실천
하면 좋을 근육 트레이닝을 146쪽에 소개했다.

당질 제한은 즉시 체중 감량 효과가 나타나지만 '급격하게 살이 빠지면 근육이 빠져서 좋지 않다.'고 말하는 사람도 있다. 특히 헬스클럽의 트레이너들 가운데 그렇게 생각하는 사람이 많은데 그래서 '당질 제한을 하면 근육이 빠지므로 훈련으로 근육을 붙이도록' 지도한다. 그 논리는 이렇다. '당질 섭취가 제한되면 근육을 연료로 사용해서 당질을 만든다. 그래서 근육이 빠진다.' 하지만 이것은 근거 없이 떠도는 잘못된 속설일 뿐이다. 당질 제한을 했다고 해서 바로 근육 자체를 연료로 쓰는 일은 일어나지 않는다.

◆ 근육 소실은 마지막 중에 마지막!

당질 섭취를 줄여서 몸을 움직이는 연료로 쓰일 당이 부족해지면 인간의 몸은 우선 근육과 간에 저장된 글리코겐을 분해하여 연료로 사용한다. (이 시점에서는 근육이 빠지지 않는다.) 근육과 간에 저장된 글리코겐을 전부 다 쓰고 나면 지방이 연료로 쓰이는데, 우리 몸에는 몇 달 동안 몸을 유지하는데 충분할 만큼의 지방이 있다.

마침내 지방까지 다 쓰고 나면 드디어 근육의 단백질을 연료로 바꾸게 되는데, 그 시점에 가서야 겨우 근육이 소실되는 것이다. 그렇지만 몸이 이 지경까지 가는 경우는 아주 드물다. 근육 소실은 아무것도 먹지 못해 기아 상태가 되었을 때 같은 비상사태에서나 생기는 것이다. 보통의 당질 제한으로 근육이 소실되는 것과 같은 신체가 극한에 몰리는 일은 없다.

◆ 몸이 가벼우면 운동량을 늘릴 수 있다

당질 제한을 하면서 근육이 빠질 거라는 걱정은 안 해도 된다. 오히려 당질 제한으로 살을 뺀 덕분에 결과적으로는 근력 향상으로 이어지는 경우가 많다. 체중이 빠지고 몸이 가벼워지면 몸을 움직이기가 훨씬 편해진다. 그러면 엘리베이터가 아니라 계단을 이용하거나, 출퇴근할 때 한 정거장 정도 걷거나, 운동을 시작하는 등 적극적으로 몸을 움직일 마음이 생길 것이다. 편안하게 운동할 수 있게 되면 계속해도 힘들지 않다. 당질 제한이 '편해서 계속할 수 있다.'고 하는 것처럼, 운동도 편하면 계속할 수 있고 근력 증강에 도움이 된다.

몸을 탄탄하게 만드는 근육 트레이닝을 할 때도 뚱뚱한 것보다는 날씬한 편이 도움이 된다. 관절에 부담이 줄어들어 부상이나 고장의 염려가 없어지기에 뚱뚱했을 때보다 강도 높은 운동을 할 수 있기 때문에 효율적으로 근력을 강화할 수 있다.

당질 부족 시 에너지 조달법

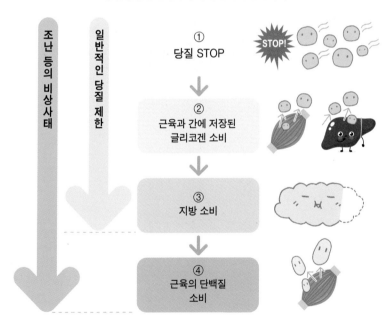

보통의 당질 제한이라면 지방까지만 소비되며 근육의 단백질은 사용하지 않는다.

09 | 주름과 기미의 원인은 AGE, '항AGE' 대책으로 대비하자

젊은 사람도 웃을 때 눈꼬리에 주름이 보이지만 그건 금방 원래대로 돌아간다. 하지만 나이가 들어갈수록 눈꼬리부터 시작된 주름은 점점 더 얼굴에 새겨진다. '나이를 먹으니 어쩔 수 없다.'고 체념하는 사람도 있겠지만 누구나 조금이라도 주름을 줄여서 젊게 보이고 싶은 마음일 것이다.

◆ '항AGE' 성분으로 젊고 싱싱한 피부를 유지할 수 있다

주름이 생기는 원인을 오랫동안 알 수 없었지만 여러 연구를 통해 피부의 표피와 진피에 AGE가 발생하는 것이 원인 중 하나라는 사실이 밝혀졌다. 2007년 세계적인 화장품 메이커 로레알의 연구소에서 AGE를 억제하는 약이나 블루베리를 먹으면 주름이 억제된다고 하는 놀라운 연구 결과를 보고했다. AGE가 피부 노화의 원인이라고 밝혀진 덕분에 노화를 억제하는 방법도 명확해졌다.

◆ '항AGE' 대책 3가지

주름과 기미를 막고 젊고 건강한 피부를 유지하기 위해서 실천하기를 바라는 항AGE 대책은 다음 세 가지다.

① 자외선을 피한다.
② 항AGE 피부 관리 화장품을 선택한다.
③ 피부를 문질렀다 밀었다 하면서 불필요하게 자극하지 않는다(주름은 움직임이 많은 곳에 생긴다).

이 세 가지를 실천하는 것만으로 노화에 제동을 걸 수 있다. 물론 항AGE 대책의 기본은 당질을 줄이는 식사이다.

젊은 피부를 유지하기 위한 항AGE 대책

1

....

자외선을
피한다.

자외선은 AGE를 증가시킨다.

자외선이 피부에 주는 손상을 '광노화'라고 하는데, 오존층의 파괴로 광노화의 위험이 커졌다. 선크림, 양산, 모자를 사용해서 자외선을 차단한다.

2

....

항AGE 피부 관리
화장품을 선택한다.

유효 성분은 다음과 같다. 쓰기 시작한 지 40일쯤부터 효과를 실감할 수 있을 것이다.

- 블루베리(블루베리 과실 추출물)
- 은행잎
- 서양 질경이 씨앗
- 홍차
- 카라기난
- 마로니에
- 어성초
- 서양 산사나무
- 카르노신
- 카테킨
- 비타민 C
- 피리독사민산(비타민 B6)

3

....

피부에 물리적 자극을
가하지 않는다.

- 문지르거나 미는 등의 마사지는 피부에 부담만 되므로 NG.
- 미용 기구나 에스테틱도 NG.
- 피부의 물기를 닦을 때는 수건으로 문지르지 말고 피부를 살짝 누르듯이 해서 물기를 빨아들인다.
- 제품을 사용해서 피부 표피를 억지로 떼어내는 필링(peeling)은 절대 금한다.

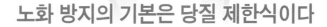

노화 방지의 기본은 당질 제한식이다

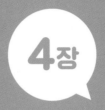

AGE를 막아 노화를
예방하는 당질 제한
-올바른 식단과 최신 건강 상식

- - - - - - - - - - - - - - - - - - - -

칼로리 제한 식단에서 비롯한 잘못된 건강 상식을 바로잡고 식품에
포함된 당질량 및 AGE 함유량 분석을 통해 건강 증진과 체중 감량
을 위한 올바른 식사법을 제안한다. 끼니에 따른 적절한 당질 섭취
법과 AGE 생성을 줄여주는 조리법, 비타민 요법 등 노화 방지에 효
과적인 방법을 알아보자.

01 | 건강을 유지할 수 있는 당질의 적절한 섭취량은?

당질을 과도하게 섭취하는 것이 인간의 몸에 좋지 않은 이유는 '만병의 원인인 비만과 노화를 가속화하는 AGE의 생산'으로 이어지기 때문이다. 인간은 누구나 늙는 존재이고 질병의 위험을 완전히 배제할 수는 없지만, 과도한 '당질'이 질병의 위험을 증가시켜 노화를 가속화하는 것은 확실하다. 따라서 섭취하는 당질의 양을 적절히 조절할 수 있다면 '병들지 않는 몸', '젊고 활력 있는 몸'을 유지할 수 있다.

당질이 많이 함유된 대표 음식은 탄수화물. 예를 들어 밥 한 공기(150g)나 우동 한 그릇에 당질이 50g 이상 함유되어 있고, 그 당질량은 각설탕 10여 개에 맞먹는다. 반면 쇠고기 스테이크 150g에 들어 있는 당질은 3g 정도이다. 육류를 먹으면 지질이 많이 포함되어 있어 살이 찐다는 오해를 꿋꿋하게 믿어왔지만 실제로 살이 찌는 원인은 '당질'이다. 쇠고기 스테이크가 밥이나 우동보다 '살이 안 찌는 메뉴'인 것이다. 당질 제한을 어렵게 생각할 필요가 없다. 밥을 줄이고 대신 반찬을 늘리면 된다. 이것만으로도 굶을 필요 없이 음식을 즐기면서도 확실한 다이어트를 할 수 있다.

◆ 체형별로 적절한 당질량을 파악한다

체형에 따라 필요한 당질의 양은 26쪽의 '마키타식 연령별 목표 BMI'를 보면서 결정할 수 있다. 이 양을 당질 섭취의 기준으로 삼도록 하자.

☐ 목표 BMI 초과 → 과체중(당질을 60g 이하로 섭취)
☐ 목표 BMI 범위 이내 → 적정(남성 120g 이하, 여성 110g 이하)

식품에 들어 있는 당질량

식품		양	당질량
주식			
밥류	백미(취사 후)	100g	36.1g
	발아 현미(취사 후)	100g	35.6g
	초밥	1개	7.3g
	주먹밥	100g	39.3g
	리소토(치즈)	쌀 50g	43.9g
	오므라이스	밥 135g	59.2g
	볶음밥	밥 180g	68.1g
	달걀 덮밥	밥 200g	82.5g
	쇠고기 덮밥	밥 200g	84.5g
	돈가스 덮밥	밥 200g	86.6g
	튀김 덮밥	밥 200g	91.1g
	쇠고기 카레	밥 180g	87.9g
면류	메밀국수(판 메밀국수)	삶은 면 180g	50.5g
	라면(조리 후)	면 90g	71.7g
	떡라면(조리 후)	면 90g 떡국떡 150g	111.2g
	김치 우동	삶은 우동 200g	53.6g
	튀김 우동	삶은 우동 200g	59.2g
	쫄면	생면 200g	119g
	잔치 국수	소면 100g	83.16g
	돈코츠 라면	생 중화면 150g	66.1g
	크림소스 스파게티	스파게티면 100g	77.2g
	미트소스 스파게티	스파게티면 100g	86.2g
빵 종류	식빵	1장 60g	26.6g
	바케트	1조각 60g	32.9g
	크루아상	1개 30g	12.7g
	난	1장 75g	34.2g
	카스텔라	1조각 67g	34.6g
기타 식사 대용	당면	30g	25.6g
	과일 그래놀라	40g	27.7g
	플레인 콘플레이크	40g	32.4g

※ 조리법과 양념에 따라 당질량은 달라질 수 있으므로 여기 소개된 내용이 절댓값은 아니다. 식품 간 비교를
할 수 있는 데이터 정도로 생각하자.

식품		양	당질량
주요리			
생선	고등어구이	고등어 100g	0.14g
	명란 구이	명란 70g	0.7g
	꽁치 소금구이	꽁치 130g	0.1g
	열빙어(시샤모) 구이	열빙어 60g	0.3g
	자반 연어구이	자반 연어 80g	0.1g
	장어구이	장어 70g	2.2g
	방어 데리야키	방어 50g	6.3g
	흰 살 생선 튀김	흰 살 생선 70g	8.6g
기타 어패류 및 가공 식품	자숙 새우(샐러드용)	60g	0.0g
	대게(찐 것)	40g	0.0g
	바지락 찜(삶은 것)	40g	0.8g
	연어알	10g	0.8g
	생굴	120g	5.6g
	훈제 연어	100g	0g
회	참치(붉은 살)	40g	0.6g
	도미(감성돔)	100g	0.1g
	광어	40g	0g
	조개 관자	50g	1.2g
쇠고기	쇠고기 스테이크(등심)	국산 목살 100g	1.9g
	쇠고기 스테이크(안심)	국산 안심 100g	4.0g
	쇠고기 구이	국산 넓적다리살 70g	2.2g
	쇠고기 햄버그스테이크	다진 쇠고기 100g	9.7g
돼지고기	돼지고기 소테	등심 80g	1.7g
	돼지고기 생강구이	목살 80g	6.3g
	돼지고기 구이	삼겹살 80g	0g
	돈가스	등심 100g	10.0g
	탕수육	어깻살 80g	25.5g
닭고기	닭고기 데리야키	넓적다리살 80g	4.2g
	닭고기 꼬치	양념 포함 100g	19.1g
	닭다리 튀김	튀김옷 포함 100g	13.7g
	닭고기 구이(껍질 제거)	100g	0g
기타 육류 및 가공식품	양고기 스테이크	등심 80g	2.3g
	소시지 볶음	소시지 50g	3.5g
	스팸	57g	2.62g
	비엔나소시지	100g	4g

식품		양	당질량
주요리			
달걀	삶은 달걀	달걀 50g	0.2g
	스크램블드에그	달걀 50g	1g
	달걀 프라이	달걀 50g	0.46g
콩 제품	두부	150g	1.8g
	연두부	150g	2.5g
	유부	15g	0.0g
	낫토	50g	2.7g
	두유	200g	5.8g
	마파두부	두부 120g	6.3g
부요리			
해초·버섯	생미역	10g	0.2g
	구운 김	2g	0.2g
	큰실말(무염)	40g	0.3g
	톳찜	건조 톳 7g	5.3g
	표고버섯(생)	30g	0.4g
	버섯 볶음	느타리버섯 80g	1.2g
담색 채소	양배추 볶음	양배추 100g	4.8g
	오이·미역 초무침	오이 50g	3.5g
	콩나물볶음	콩나물 100g	1.6g
	구운 가지	무 80g	2.9g
	무조림	가지 80g	5.4g
	우엉·쇠고기조림	우엉 50g	8.4g
	삶은 옥수수	125g	17.2g
	양파(생)	100g	7.1g
	대파(생)	100g	6.0g
	생강(생)	15g	0.7g
	마늘(생)	5g	1.1g

마키타 박사의 한마디 팁

당질량 목록을 보면서 1일 당질 섭취량의 기준 안에 들어가도록 메뉴를 구성해 보자. 의외로 여러 가지를 먹을 수 있다. 당질 제한의 기본은 밥·빵·면을 줄이는 것이므로 누구나 쉽게 스트레스 없이 바로 도전할 수 있으며 확실하게 효과를 누릴 수 있다.

식품		양	당질량
부요리			
덩이줄기 채소	곤약 볶음	곤약 80g	2.7g
	감자튀김	감자 60g	11.2g
	군고구마	고구마 80g	21.4g
녹황색 채소	시금치나물	시금치 60g	0.6g
	상추	25g	0.3g
	당근	48g	3.2g
	방울토마토	58g	3.4g
	토마토	145g	5.3g
	파프리카(빨강)	126g	7.1g
	호박	80g	13.7g
샐러드	코울슬로	양배추 60g	4.4g
	마카로니 샐러드	삶은 마카로니 20g	8.0g
	감자 샐러드	감자 50g	10.1g
	해산물 샐러드	오징어·새우·문어 각각 20g	1.4g
수프	단호박 크림수프	200g(조리 후)	25g
	브로콜리 크림수프	200g(조리 후)	17g
	토마토 수프	200g(조리 후)	14g
기타 식품			
우유·유제품	우유	유지방 3.8% 200㎖	9.6g
	저지방 우유	유지방 1.0% 200㎖	11.0g
	플레인 요구르트	100g	4.9g
	가당 요구르트	100g	11.9g
	카망베르 치즈	22g	0.2g
	크림치즈	18g	0.4g
견과류·초콜릿	아몬드(양념)	10g	1.0g
	캐슈너트(양념)	10g	2.0g
	마카다미아너트(양념)	10g	0.6g
	밀크 초콜릿	10g	5.1g

식품		양	당질량
기타 식품			
과일	아보카도	20g	0.1g
	블루베리(생)	50g	4.8g
	딸기	50g	3.6g
	멜론	50g	4.9g
	자몽	50g	4.5g
	키위	50g	5.5g
	사과	50g	7.1g
	귤	70g	7.8g
	수박	100g	9.2g
	바나나	50g	10.7g
과자	카스텔라	67g	34.6g
	모나카	100g	80.22g
	뻥튀기(원반 모양)	100g	80.29g
	와플	100g	32.9g
	바닐라 웨하스	100g	65.6g
	땅콩 샌드 크래커	100g	65.6g
	옥수수 스낵	100g	65.73g
	초코파이	100g	65.49g
	초코칩 쿠키	100g	63.38g
	커스터드 푸딩	80g	11.8g
	슈크림	100g	25.3g
	애플파이	110g	34.6g
음료			
주류	위스키	30㎖	0.0g
	소주	50㎖	0.0g
	브랜디	30㎖	0.0g
	레드 와인	100㎖	1.5g
	화이트 와인	100㎖	2.0g
	일본 청주(사케)	100㎖	4.9g
	맥주	350㎖	10.9g

02 | 당질 제한을 방해하는 'NG 식품'과 대체 식품

당질 제한은 다이어트는 물론이고 노화 예방, 건강 증진에도 효과적이다. 하지만 모든 사람이 엄격하게 당질을 제한할 필요가 있는 것은 아니다. 당질 제한의 정도는 자신의 BMI 수치를 기준으로 정하면 된다.

◆ 당질 제한의 최대 장점은 혈당의 안정

당질 제한을 '다이어트법'으로 아는 사람들이 많을 것이다. 확실히 쉽게 살을 뺄 수 있는 것은 맞지만, 당질 제한의 최대 목적은 '혈당치 안정'에 있다. 혈당치가 격렬하게 변동하는 것은 심신 모두에 큰 영향을 미친다. 혈당을 조절하고 심신의 건강을 유지하기 위해서는 혈당의 변동과 깊게 관련된 '당질'을 조절해야 한다. 따라서 BMI 수치상 엄격한 당질 제한이 필요 없는 사람이라도 평소에 당질을 자제하는 습관을 길렀으면 한다. 뭐라고 해도 당질에는 중독성이 있으니 말이다.

◆ 대체 식품의 활용

당질이 많은 식품은 피해야 하지만, 그 외의 식품을 섭취하는 것은 전혀 문제가 되지 않는다. 오히려 적극적으로 '대체 식품'을 먹어라. 대체 식품 덕분에 스트레스를 피할 수 있는 점도 당질 제한 다이어트의 장점이기 때문이다. 대체 식품을 섭취하다 보면 '먹을 수 없다.'는 스트레스가 사라지고 만족감과 포만감도 얻을 수 있어서, 결과적으로 계속해서 혈당을 안정적으로 유지할 수 있다.

NG 식품과 대체 식품

단
음료수

믹스 커피나 달달한 캔 커피, 탄산음료,
스포츠 음료, 과즙이 들어간 채소 주스

홍차나 녹차,
블랙 커피로 대체

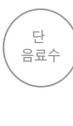

단
과자

백설탕을 잔뜩 넣은
과자나 케이크

꿀, 카카오 함량 높은
다크초콜릿 소량으로 대체

과일

바나나, 감 등 과당이 많은 과일

견과류로 대체

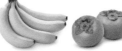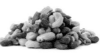

탄수화물

쌀밥, 빵, 면류

고기나 생선류로 대체

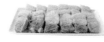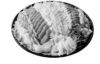

습관처럼 마시는 달달한 믹스 커피를 이제는 끊자.
몸에 좋을 것 같은 과즙이 들어간 채소 주스 등도 NG 식품이다.

AGE는 과도한 당질과 단백질이 결합해서 만들어진다. 따라서 당질을 제한하면 체내에서 AGE의 발생을 억제할 수 있다. 하지만 식품에는 원래 AGE가 포함되어 있어서 몸속으로 들어가는 AGE를 완전히 차단할 수는 없다. AGE는 'KU(킬로 유닛)'라는 단위로 나타내는데, 1일 AGE 섭취량이 7000KU 이내로 조절되면 안심이다. 119쪽의 목록을 참고하자.

◆ 당질과의 관계도 요주의

당질 제한의 관점에서 쌀밥은 피하는 것이 좋지만 사실 주식 중에서는 AGE 함유량이 가장 적다. BMI 수치에 따라 당질의 섭취량은 다르므로(110쪽 참조), 그 범위 안에서 쌀밥을 섭취하면 당질 제한을 하면서 AGE 대비도 할 수 있다. 식빵, 베이글 등은 토스트로 만들지 않으면 AGE를 억제할 수 있다.

고기와 어패류 중에서는 고기에 AGE가 약간 더 많고, 가열할수록 AGE가 증가한다. 노화가 신경 쓰인다면 해산물을 가능한 한 날것으로 먹자. 치즈는 당질이 적어서 당질 제한 식단에서 추천하는 간식이지만 치즈를 숙성하는 동안 AGE가 발생하므로 코티지치즈, 크림치즈, 모차렐라 치즈 등 숙성시키지 않는 치즈를 선택하길 바란다.

당질이 거의 없는 달걀은 조리법에 따라 AGE의 양이 달라진다. 달걀프라이 등 기름으로 가열하면 AGE가 증가한다. 반면 삶은 달걀이나 구운 달걀 등은 AGE가 적은 편이어서 당질 제한과 AGE 억제 효과를 동시에 얻을 수 있다. 만일 대량으로 AGE를 섭취한 날이 있더라도, 며칠 AGE 섭취를 제한하면 문제가 없다. 1일 단위가 아닌 며칠 단위로 조정하면 된다는 점은 당질도 마찬가지다.

식품에 들어 있는 AGE 양

식품명		AGE 함유량
고탄수화물 식품	밥(백미)	9KU/100g
	식빵(중심 부분)	7KU/30g
	식빵(중심 부분을 토스트)	25KU/30g
	식빵(귀 부분)	11KU/5g
	식빵(귀 부분을 토스트)	36KU/5g
	파스타(8분 삶음)	112KU/30g
	베이글	32KU/30g
	베이글(토스트)	50KU/30g
	팬케이크	679KU/30g
	와플	861KU/30g
	콘플레이크	70KU/30g
	감자(25분 삶음)	17KU/100g
	감자튀김(수제)	694KU/100g
	감자튀김(패스트푸드)	1522KU/100g
	고구마	72KU/100g
	콘칩스	151KU/30g
	감자칩	865KU/30g
	쿠키(수제)	865KU/30g
	팝콘	40KU/30g
	설탕	0KU/5g
닭 가슴살 (껍질 없음)	생고기	692KU/90g
	삶기(1시간)	1011KU/90g
	굽기(15분)	5245KU/90g
	튀기기(8분)	6651KU/90g
	전자레인지에 가열(5분)	1372KU/90g
닭 가슴살 (껍질 있음)	치킨가스(25분 튀김)	8965KU/90g
	굽기(45분)	5418KU/90g
	치킨너겟	7764KU/90g
돼지고기	돼지갈비(7분 구움)	4277KU/90g
	돼지고기 오븐 구이	3190KU/90g
쇠고기 다진 고기 가공육	쇠고기(생)	707KU/100g
	쇠고기(삶음)	2657KU/100g
	쇠고기(프라이팬 볶음)	10058KU/100g
	쇠고기 햄버거용 패티(기름을 두르고 6분 구움)	2375KU/90g
	쇠고기 햄버거(패스트푸드)	4876KU/90g
	쇠고기 구이	5464KU/90g
	프랑크푸르트 소시지(쇠고기, 7분 삶음)	6736KU/90g
	소시지(돼지고기, 전자레인지에 1분 가열)	5349KU/90g
	베이컨(돼지고기, 전자레인지에 3분 가열)	1173KU/13g
	햄(돼지고기)	2114KU/90g
	돼지고기(7분 볶음)	4752KU/100g

식품명		AGE 함유량
어패류	연어(생)	502KU/90g
	연어(10분 튀김)	1348KU/90g
	훈제 연어	515KU/90g
	참치(생)	705KU/90g
	참치(25분 구움)	827KU/90g
	참치(간장에 재운 후 10분 구움)	4602KU/90g
	참치(통조림)	1566KU/90g
	새우(양념장)	903KU/90g
	새우(양념해서 바비큐)	1880KU/90g
	전갱이(생)	484KU/100g
	바지락(술찜)	1307KU/150g
	굴(오일 절임)	940KU/300g
	생미역	13KU/20g
채소	브로콜리(삶음)	226KU/100g
	당근(생)	10KU/100g
	양파(생)	36KU/100g
	토마토(생)	23KU/100g
	생강(생강)	49KU/10g
과일·견과류	아보카도	473KU/30g
	바나나(생)	9KU/100g
	멜론(생)	20KU/100g
	사과(생)	13KU/100g
	사과(구움)	45KU/100g
	건포도	36KU/30g
	건무화과	799KU/30g
	올리브	501KU/30g
	구운 아몬드	1955KU/30g
	구운 캐슈너트	2942KU/30g
달걀	노른자(10분 삶음)	182KU/15g
	노른자(12분 삶음)	279KU/15g
	흰자(10분 데침)	13KU/30g
	흰자(12분 데침)	17KU/30g
	달걀프라이	1237KU/45g
	오믈렛	101KU/30g
	스크램블드에그	73KU/30g
	수란(5분 삶음)	27KU/30g
두부	두부(생)	709KU/90g
	두부(삶음)	565KU/90g
	두부(기름에 볶음)	3477KU/90g
유제품	우유	12KU/250㎖
	우유(무지방)	1KU/250㎖
	우유(무지방, 전자레인지에 3분 가열)	86KU/250㎖
	버터	1324KU/5g
	마가린(식물유)	876KU/5g
	요구르트	10KU/250㎖

식품명		AGE 함유량
유제품	바닐라 아이스크림	88KU/250㎖
	미국산 가공 치즈	2603KU/30g
	미국산 가공 치즈(저지방)	1425KU/30g
	블루 치즈	1679KU/30g
	코티지 치즈	1744KU/120g
	크림 치즈	3265KU/30g
	체더치즈	1657KU/30g
	페터치즈	2527KU/30g
	모차렐라 치즈	503KU/30g
	파르메산 치즈	2535KU/15g
	스위스산 가공 치즈	1341KU/30g
사이드	이탤리언 파스타 샐러드	935KU/100g
	마카로니와 치즈(구움)	4070KU/100g
	피자	6825KU/100g
	치즈 샌드위치(구움)	4333KU/100g
수프	쇠고기 육수	1KU/250㎖
	닭고기 육수	3KU/250㎖
	채소 맛국물	3KU/250㎖
양념·오일·드레싱 등	토마토케첩	2KU/15㎖
	겨자	0KU/15㎖
	간장	9KU/15㎖
	식초	6KU/15㎖
	화이트 와인 식초	6KU/15㎖
	마요네즈	470KU/5g
	엑스트라 버진 올리브오일	502KU/5㎖
	참기름	1084KU/5㎖
	카놀라유(유채씨유)	451KU/5㎖
	땅콩버터	2255KU/30g
	프렌치드레싱(라이트 타입)	0KU/15㎖
	이탤리언 드레싱(라이트 타입)	0KU/15㎖
	시저 샐러드용 드레싱	111KU/15㎖
	사우전드 아일랜드 드레싱	28KU/15㎖
음료·술	코코아(설탕 포함)	656KU/250㎖
	코코아(무설탕)	511KU/250㎖
	사과 주스	5KU/250㎖
	오렌지 주스(병)	14KU/250㎖
	채소 주스	5KU/250㎖
	커피(1시간 보온)	34KU/250㎖
	커피(인스턴트)	12KU/250㎖
	커피(드립식)	4KU/250㎖
	커피(우유 포함)	17KU/250㎖
	커피(설탕 포함)	19KU/250㎖
	콜라	16KU/250㎖
	홍차	5KU/250㎖
	와인	28KU/250㎖

04 | 면역력은 감소시키고 AGE는 증가시키는 첨가물과 고온 조리

현대인이 시달리고 있는 각종 질병과 건강 문제의 큰 원인 중 하나는 '당질'에 있다. 인류 역사에서 이처럼 막대한 당질에 노출된 적은 없다. 엄청난 양의 당질을 적절하게 처리하지 못해 비만, 체내의 당화, AGE 생산 그리고 암과 동맥 경화, 당뇨병 등의 병에 시달리게 되었다. 이를 생활습관병이라고도 부른다.

당질만 줄여도 확실히 건강 상태가 개선되지만, 현대에는 당질 외에도 방부제, 착색료, 합성 조미료, 향료 같은 화학 물질(첨가물)을 비롯해 인간의 면역 시스템이 예상하지 못한 물질들이 넘쳐나고 있다. 따라서 자연계에 원래 없었던, 우리 선조들이 입에 대지 않았던 것들을 몸에 넣지 않는 것도 매우 중요하다. 화학 물질 중에는 발암성이 지적되는 것들도 있으니 되도록 피하는 것이 좋겠다.

◆ 고온 조리가 AGE를 증가시킨다

면역력 유지, AGE 억제를 위해서는 당질을 멀리하고 화학 물질을 피하는 것 외에 조리법에도 신경을 쓸 필요가 있다. 가장 AGE를 증가시키는 것은 '고온 조리'다. 온도가 높을수록, 조리 시간이 길수록 AGE가 증가한다. 날것을 먹을 수 있는 식품이면 가능한 한 날것으로 먹고, 가열이 필요하다면 '저온에서 단시간의 조리'를 택하자. 구체적으로는 '삶기·조리기·찌기' 중 한 가지 조리법이라면 안심이다.

'삶기'와 '조리기'의 차이를 설명해 두자. '삶기'는 물에 식재료를 익히는 것을 말한다. '조리기'는 조미료를 첨가한 물로 가열하면서 간을 하는 것을 말한다. 물을 사용하는 요리는 온도가 올라가도 100℃에서 끝나기 때문에 기름을 사용했을 때처럼 고온이 되어 AGE를 대량 발생시키는 일은 없다.

저온 단시간 조리법으로 AGE를 늘리지 않는다

AGE를 증가시키기 어려운
저온 조리

AGE를 대량으로 증가시키는
고온 조리

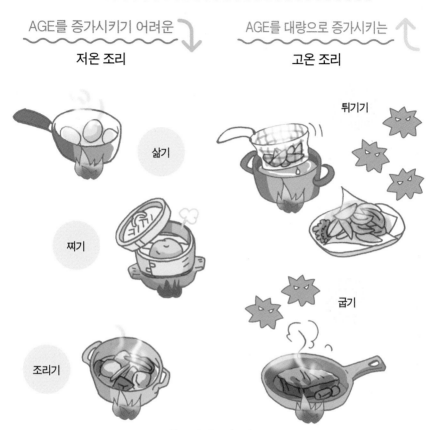

삶기

튀기기

찌기

굽기

조리기

예를 들면 닭고기(90g)의 경우에는 조렸을 때의 AGE는 1011KU, 구우면 5245KU, 튀겼을 때는 가장 높아서 6651KU가 된다.

마키타 박사의 한마디 팁

마트에서 파는 손질된 채소와 해산물, 회전초밥 식당 등의 외식 체인점에서는 살균제인 '차아염소산'이 당연하게 사용되고 있다. 세계보건기구(WHO)가 발암성을 지적하고 있는 발색제인 아질산염이 사용된 햄이나 소시지도 시중에 유통되고 있다. 이런 첨가물들은 건강을 해친다. '오래가는 것', '색이 강한 것'은 '위험하다'고 생각하는 편이 좋겠다.

05 │ AGE를 줄이는 식초, 레몬과 AGE를 늘리는 간장, 된장

앞 섹션에서 AGE를 늘리는 조리법을 설명했는데, 실은 AGE를 줄이는 조미료가 있다. 그것은 바로 '식초'다(186쪽 참조). 식초나 레몬에 포함된 '구연산'은 AGE를 줄이는 작용을 한다.

◆ 레몬이라도 OK

고기나 생선을 식초나 레몬으로 밑간을 하고 나서 구우면 AGE를 억제할 수 있다. 그리고 식재료를 튀기면 AGE가 증가하지만, 식초를 사용해 난반즈케(튀김을 난반 식초에 담근 요리) 등으로 만들면 AGE를 줄일 수 있다. 이 효과는 레몬으로도 얻을 수 있다. 단, 레몬을 사용할 때에는 국산을 선택해 주길 바란다. 국산 레몬을 추천하는 것은 '포스트하베스트 농약'(수확 후 농작물에 사용되는 방부제 등의 농약)의 염려가 없기 때문이다.

식초는 혈압을 낮추는 것 외에 혈당치를 낮추는 효과도 있다. 마찬가지로 혈당을 낮추는 올리브오일(184쪽 참조)과 함께 사용하면 간단하게 드레싱을 만들 수 있다. 쌀 식초와 흑 식초, 와인 식초 등 다양한 종류가 있는데 어떤 종류든 건강 효과는 바뀌지 않는다. 단, '천연의 양조 식초'여야 한다.

◆ 데리야키 소스는 AGE의 위험이 상승

건강에 좋은 식재료로 콩(182쪽 참조)이 있는데, 그 콩을 원료로 하는 간장이나 된장을 사용하는 방법에 주의해야 한다. 콩의 단백질이 당화될 수 있기 때문에 밑간을 해서 더 굽거나 튀기는 등 고온으로 조리하면 AGE가 증가해 버린다. 그 가운데서도 간장과 설탕을 더하는 '데리야키'는 AGE가 대량으로 발생하므로 피하길 바란다.

'그냥 구운 고기'와
'산성 물질에 담갔다 구운 고기'의 AGE 양 비교

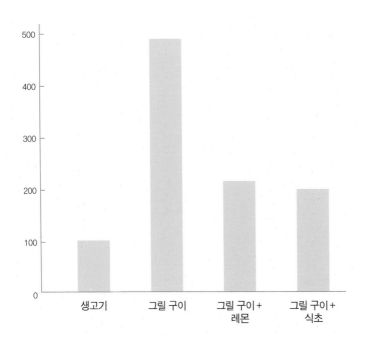

생고기를 100%로 기준했을 경우의 AGE 양의 변화. 고기를 구우면 AGE의 양이 5배까지 증가한다. 그러나 산성 물질인 레몬이나 식초에 담갔다가 구우면 절반까지 줄어든다 (The AGE-Less Way).

AGE를 증가시키는 조미료

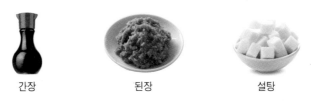

간장과 된장에 찍어 먹는 것 정도는 괜찮으나 간장과 된장을 발라 굽거나 튀기면 대량의 AGE가 발생하므로 주의해야 한다.

06 | AGE 억제 효과가 검증된 비타민 B1, B6

AGE가 몸 안에서 증가되지 않도록 일하는 것이 비타민 B1과 B6이다.

◆ **비타민 B1는 돼지고기에 풍부**

비타민 B1으로부터 만든 벤포티아민이라고 하는 약을 당뇨병 쥐에 투여한 결과, 신경 내부의 AGE 저하가 확인되었다. 이 약을 1형, 2형 당뇨병 환자에게 투여해서 경과를 관찰했더니 당뇨병성 신경병증이 억제되었다는 보고도 있다. 또한 비타민 B1은 당질과 지질 대사에 관여한다. 이 밖에 비타민 B1은 집중력과 기억력을 돕는 작용이 있다고 한다.

비타민 B1을 함유하고 있는 식품은 돼지고기, 장어, 팥, 버섯, 견과류 등이다. 부족하면 권태감, 식욕 저하 등이 나타나며, 뇌와 신경에 장애를 일으켜 각기병이 나타날 수도 있다.

◆ **비타민 B6는 피부의 상태를 좌우**

비타민 B6는 AGE의 억제 효과가 검증되고 있다. 당뇨병 쥐에 투여했는데, 피부 콜라겐 섬유의 AGE가 저하되는 결과가 나왔다. 당뇨병 환자에게 비타민 B6를 대량 투여했더니 혈중 AGE가 저하되었다는 보고도 있다.

피부와 모발을 튼튼하게 하는 기능도 있어 회춘 효과를 기대할 수 있는 비타민 B6는 쇠고기, 돼지고기, 닭 가슴살, 등 푸른 생선, 연어, 낫토, 버섯류 등에 풍부하게 포함되어 있다. 부족하면 피부염, 습진, 구내염, 빈혈 등을 일으키게 된다. 피부 컨디션에 영향이 나타나므로 피부 상태로부터 과부족을 판단할 수 있을 것이다.

비타민 B1·B6의 섭취 기준

비타민 B1 추천량 (mg/하루)		
성별	남성	여성
연령별	권장량	
15~17	1.5	1.2
18~29	1.4	1.1
30~49	1.4	1.1
50~64	1.3	1.1
65~74	1.3	1.1
75 이상	1.2	0.9

비타민 B6 추천량 (mg/하루)		
성별	비타	여성
연령별	권장량	
15~17	1.7	1.3
18~29	1.4	1.1
30~49	1.4	1.1
50~64	1.4	1.1
65~74	1.4	1.1
75 이상	1.4	1.1

비타민 B1·B6가 많은 식품

비타민 B1이 많은 식품	
식품명	100g당 성분량 (mg)
돼지고기(안심)	1.32
장어	0.75
브로콜리	0.17
표고버섯	0.12
만가닥버섯	0.11
잡곡 혼합(오곡)	0.34
팥	0.15
현미	0.16
참깨(건조)	0.95

비타민 B6가 많은 식품	
식품명	100g당 성분량 (mg)
참치(다랑어)	0.94
가다랑어	0.76
고등어	0.59
연어	0.57
꽁치	0.54
정어리	0.49
전갱이	0.41
닭 가슴살	0.57
돼지고기(안심)	0.54
와규(설로인)	0.35
꽈리고추	0.39
느타리버섯	0.30
낫토	0.24
잡곡 혼합(오곡)	0.24
현미	0.21
땅콩	0.46

'당질'이라는 하나의 용어로 부르더라도 몇 가지 종류가 있으며, 최소 단위의 '단당'에서 단당이 이어져 만들어진 '다당류'까지 크기도 다양하다(22쪽 참고). 당질은 광범위한 식품에 포함되어 있다. 그중에서도 반드시 피해야 할 것이 작은 크기의 당질이다. 작은 크기의 당질이란 단당류(포도당, 과당 등)나 이당류(자당, 유당 등) 등의 당류를 말한다.

◆ 단순 당질은 대량으로 섭취할 수 있다는 것이 위험

단당류와 이당류는 '단순 당질', 다당류는 '복합 당질'로 분류되어 있다. 단순 당질은 작은 만큼 분해에 어려움이 없고 순식간에 몸에 흡수되어 혈당치를 급격히 올려서 '혈당 스파이크'가 일어나게 된다. 체내에 당이 넘치면 그만큼 당화가 진행되어 AGE도 발생한다.

더 무서운 점은 단순 당질은 한 번에 많이 먹고 마실 수 있다는 사실이다. 특히 주의해야 할 것이 탄산음료인데 500ml 페트병에 약 10%나 되는 단순 당질이 들어 있다. 이것은 각설탕으로 대체하면 10여 개 분량이다(설탕의 주성분은 자당). 탄산음료가 아니라면 한 번에 이만큼의 각설탕을 다 먹기는 매우 어려울 것이지만 단순 당질이 들어 있는 시원한 상태의 탄산음료는 '적당히 좋은 단맛'으로 느껴져 저항 없이 마시게 된다.

농축 환원된 과일 주스도 요주의 대상이다. 가공 과정에서 영양소가 파괴되기도 하고 과일 특유의 향이 저하되어 인공 향료를 첨가하기 때문이다. 또한 과일의 과당은 AGE를 늘리는 것 외에 간에 지방을 축적시켜 '지방간'을 일으킬 위험이 있으니, 과즙이 혼합되어 있는 제품은 가급적 피하는 것이 좋겠다. (채소 주스에도 과즙이 들어 있는 제품이 많으니 주의!)

단순 당질과 복합 당질

단순 당질

과자류

케이크

탄산음료

단순 당질을 섭취했을 때

혈당

> 급상승한 혈당을 낮추려면 많은 인슐린이 필요하므로 췌장에 부담이 된다.

시간

우유

단순 당질은 강한 단맛이 특징. 우유는 단맛이 그리 강하지 않지만 1컵(200㎖)에 10g 정도의 유당이 들어 있다. 우유가 가득한 카페라테나 밀크티에 설탕을 추가하면 절대 안 된다.

복합 당질

복합 당질을 섭취했을 때

혈당

> 인슐린 분비가 천천히 상승하므로 췌장 등의 부담은 가볍다.

시간

밥, 면, 빵, 전분성 뿌리채소에도 당질이 많이 들어 있지만, 단순 당질에 비하면 혈당 스파이크가 발생하기 어렵다. 물론 그렇다고 해도 적은 양을 섭취하는 것이 중요.

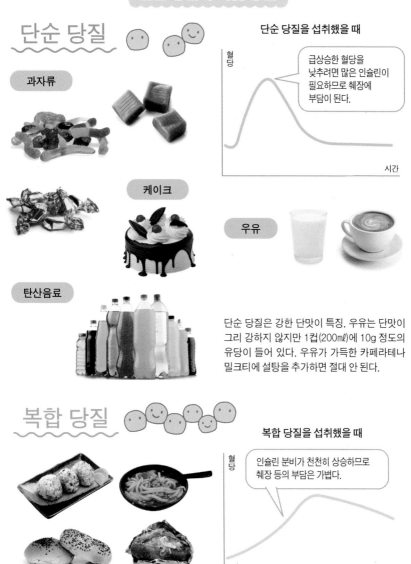

GI(혈당 지수)에 대한 생각

당질 흡수 속도가 느린 식품으로 혈당 상승을 조절할 수 있다?

당질 제한의 눈에 보이는 효과는 뭐니 뭐니 해도 '날씬해지는 것'이다. '지방'이라는 추를 벗어던지면 몸이 경쾌하게 움직이게 되고, 날씬한 체형이나 가벼워진 발걸음 덕분에 훨씬 젊어 보인다. 물론 몸 안에서도 반가운 변화가 일어나고 있다. '혈당이 안정된다'는 것의 건강 효과는 절대적이다. 1일 3식 밥이나 빵 등의 주식을 빠짐없이 먹는다면, 그때마다 몸속에서는 혈당의 급상승과 급강하라는 '혈당 스파이크'를 일으키고 있을지도 모른다.

◆ 혈당 상승 속도를 나타내는 GI

어떤 식품을 섭취했을 때 혈당이 얼마나 상승하는가를 나타내는 지표에는 'GI(혈당 지수)'가 있다.

GI는 식품 내의 당질이 몸속에 흡수되는 정도를 수치화한 것이다. 조금 어려운 내용이지만, 간단히 말하면 '식후 혈당이 오르는 정도'를 숫자로 나타낸 것이다. 포도당을 100으로 설정하는데, GI 수치가 낮을수록 식후 혈당 상승이 완만하다. 다음의 GI 수치를 비교해 보면 비정제 식품의 GI가 낮은 것을 알 수 있다.

정제		비정제	
백미	84~88	현미	55~56
식빵	91~95	통밀빵	50

현미, 잡곡, 통밀빵 등 정제도가 낮은 곡물은 식이 섬유가 많아서 소화, 흡수가 천천히 진행되며, 혈당 상승도 완만하기 때문에 GI 수치가 낮다. 반면 정제된 곡물은 식이 섬유가 깎여 나가기 때문에 체내에서 신속하게 소화·흡수된다. 혈당치도 급상승하므로 GI 수치도 높아진다.

정제된 곡물 대신에 정제도가 낮은 현미, 잡곡, 통밀빵, 호밀빵을 주식으로 하면 식이 섬유의 작용으로 혈당 상승이 완만하게 되어 혈당 스파이크도 막을 수 있다고 한다. 하지만 내 경험에 의하면 실제로는 큰 효과가 없었다. 환자에게 현미와 흰쌀밥, 흰 빵, 통밀빵을 섭취하게 하고 혈당이 오르는 정도를 비교했지만, '아니, 이런!'이라고 할 정도의 큰 차이는 없었다.

◆ **혈당을 낮추려면 '당질 제한'**

정제도가 낮은 곡물은 정제된 곡물에 비해 식이 섬유를 많이 포함하고 있는 편이지만, 혈당의 급상승을 억제할 수 있을 정도는 아니다. 그러므로 혈당을 안정시킬 목적에서 본다면 GI 수치를 그렇게까지 신경 쓸 필요는 없을 것으로 생각된다. 혈당의 상승 및 하강은 그 식품에 포함된 당질의 양이 좌우하며, 당질을 줄이기만 하면 확실히 혈당은 안정되기 때문이다. 물론 앞 섹션에서 언급한 단순 당질은 단번에 혈당을 상승시키므로 섭취를 최대한 제한해야 한다.

08 | 혈당치 상승을 억제하는 요령
당질은 '지방'과 함께 섭취한다

약간만 신경 쓰면 같은 것을 먹어도 혈당치 상승을 늦출 수 있다.

◆ **탄수화물은 '지방'과 함께 섭취**

의학 잡지 〈유럽 임상 영양 저널(European Journal of Clinical Nutrition)〉에 지질의 혈당 억제 효과를 증명하는 데이터가 보고되었다. 바로 133쪽의 '빵과 함께 섭취한 지질에 따른 혈당치 변화'이다. 이 데이터를 통해 빵만 먹는 것보다 빵과 지질, 특히 올리브오일을 함께 먹으면 혈당의 상승이 완만해지는 것을 알 수 있다.

◆ **양질의 지방을 선택**

버터는 동물성 지방이라 LDL 콜레스테롤을 증가시킨다고 걱정하는 사람도 있지만, 오히려 10g 정도의 버터 섭취는 혈당 상승 억제, 비만 예방 등의 효과가 있으므로 안심해도 된다. 단, 버터의 질에 신경을 써야 한다. 꼭 목초 사육(grass fed) 버터를 선택하길 바란다.

마찬가지로 올리브오일도 양질의 것이 아니면 건강 효과는 기대할 수 없다. 엑스트라 버진 올리브오일(184쪽 참조)을 듬뿍 사용한 식사를 하면 심장마비나 뇌졸중의 발병률을 큰 폭으로 줄여주지만, 질 나쁜 올리브오일로는 그런 효과를 얻을 수 없다. 버터는 빵을 구운 후 발라 먹는 것이 정답. 버터를 바르고 나서 구우면 고온 조리로 AGE가 늘어나기 때문이다. 굽지 않고 먹을 때 AGE가 제일 적다. 버터를 냉장고에서 꺼내 상온에 두면 부드러워져서 빵에 쉽게 바를 수 있다.

빵과 함께 섭취한 지질에 따른 혈당치 변화

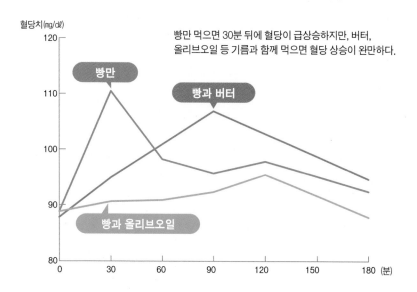

혈당치(mg/dℓ)

빵만 먹으면 30분 뒤에 혈당이 급상승하지만, 버터, 올리브오일 등 기름과 함께 먹으면 혈당 상승이 완만하다.

빵만

빵과 버터

빵과 올리브오일

혈당치를 억제하는 요령

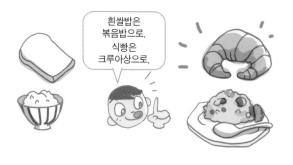

흰쌀밥은 볶음밥으로. 식빵은 크루아상으로.

기름과 함께 조리된 음식은 급격한 혈당 상승을 가져오진 않는다. 하지만 볶음밥도 크루아상도 AGE 수치는 높기 때문에 역시 삼가는 것이 최선이다.

마키타 박사의 한마디 팁

동양권의 주식은 밥이므로 사람들에게 밥을 무조건 먹지 말라고 하기가 쉽지 않다. 그래서 밥을 먹을 때는 인크레틴의 분비를 촉진하는 단백질과 함께 섭취하도록 권장하고 있다. 인크레틴은 인슐린의 분비를 촉진하는 호르몬으로 혈당을 낮추는 데 도움이 된다. 예를 들어 주먹밥의 부재료로 참치나 볶은 고기를 넣는 등 조금만 신경 쓰면 좋아하는 밥을 완전히 금지할 필요는 없다.

09 | 세끼의 당질 섭취 최적 비율은 3:5:2, 실천하기 쉬운 비율은 5:5:0

당질 제한을 실천할 때는 체형에 따른 당질 섭취량을 기준(110쪽 참조)으로 메뉴를 결정해야 하는데, 이때 핵심이 되는 것은 끼니에 따른 '당질 배분'이다. 당질 제한을 시작하기 전에는 당질에 대한 '미련'이 커서 좀처럼 당질 없이는 식사하는 게 어렵고, 그래서 삼시 세끼 비슷한 양의 당질을 섭취하게 된다.

하지만 당질을 제한하기 시작하면 당질의 '대체 식품'(116쪽 참조)으로 배도 기분도 채울 수 있다. 또한 저녁 식사 때 당질을 제한하면 양질의 수면을 취할 수 있어 좋은 컨디션을 유지할 수 있다. 저녁에 당질을 제한해도 야간 저혈당은 일어나지 않으니 안심해도 된다(96쪽 참조).

◆ '저녁은 당질 제로'의 느낌으로!

아침, 점심, 저녁 식사의 당질 섭취 비율의 정답은 '3:5:2'다. 활동량에 따라 아침에서 점심에 걸쳐 당질량을 늘리고, 수면만 남은 저녁에는 당질량을 줄인다. 하지만 당질은 탄수화물 이외에도 포함되어 있기에, 실제로 '3:5:2' 비율을 이상적으로 실천하려면 '밤에는 당질 제로'를 실천한다는 느낌으로 '5:5:0' 정도의 비율로 임하면 좋을 것이다.

◆ 식사는 적게 나눠 자주 먹는 편이 살찌지 않는다

아침·점심·저녁의 당질 배분을 소개했지만 그렇다고 하루 세끼의 식사가 꼭 좋은 것은 아니다. 허기가 심할 때 먹는 것보다 약간의 공복을 느끼는 상태에서 조금씩 자주 먹는 편이 혈당의 과도한 변동을 막을 수 있다. 아침·점심·저녁 3회가 아니라, 세끼에 거쳐 먹을 양을 5~6회로 나눠 섭취하는 편이 혈당이 크게 변동하지 않고 살도 찌지 않는다.

목표 BMI별 당질 섭취의 예

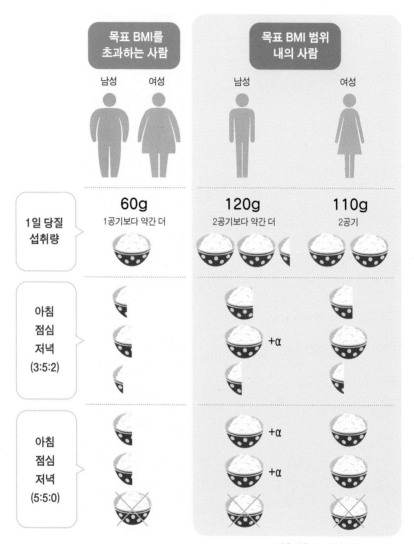

밥을 기준으로 당질량을 도식화함.

밥 1공기(150g)의 당질량은 53.4g. 마키타식 연령별 목표 BMI(26쪽)를 기준으로 목표 BMI를 넘는 사람의 하루 당질 섭취량은 60g보다 약간 적다(110쪽). 3:5:2로 배분하는 것은 번거롭다. 5:5:0은 간단하고 편하다.

10 | 건강한 이미지의 과일은 당질 제한에서는 요주의 식재료

비타민, 미네랄, 식이 섬유가 풍부한 과일은 당질 또한 풍부한 식재료이다. 당질 제한을 실천할 경우에는 '건강에 좋으니까' 하며 과일을 과식하지 않도록 주의하길 바란다.

◆ 과일은 몸에 나쁜가?

밥과 빵 등의 주식과 과일, 어느 쪽이 더 살이 찌기 쉬울까? 답은 '과일'이다. 혈액 중에 포도당이 있으면 과일에 들어 있는 '과당'은 지방으로 전환된다. 즉 포도당이 과당보다 먼저 에너지원으로 소비된다는 얘기다. 또한 과일에 포함된 '과당'은 신속하게 소화·흡수되기에 혈당도 빠르게 올라버린다. 반면 밥과 빵 등에 포함되는 '다당류'는 소화·흡수에 시간이 걸려서 혈당이 갑자기 오르기는 어렵다.

◆ AGE를 늘리는 위험성까지

과일의 위험성은 비만에만 있지 않다. 과당은 단백질에 쉽게 달라 붙은 성질을 가진다. 그 정도가 포도당의 10배나 된다. 즉, 과일이 훨씬 많은 AGE를 생성한다는 얘기다. 과일을 한층 더 '건강하지 않은 식재료'로 만드는 섭취 방법은 '주스로 먹는 것'이다. 한 컵의 오렌지 주스를 마신다는 것은 6~8개의 오렌지를 먹는 것과 동일하니 그만큼의 많은 당질을 섭취하는 셈이다.

착즙기로 만든 수제 주스는 몸에 좋을 수도 있지만, 사실은 당질이 천천히 흡수되도록 해주는 식이 섬유를 제거한다는 점에서 '고위험 음료'이다. 키위나 블루베리 등을 아침 식사 마지막에 소량 먹는 정도로만 하자.

11 | 혈당치를 떨어뜨리는 알코올은 당질 제한의 믿음직한 아군

알코올은 좋아하는 사람들에게는 일상의 윤택함을 가져다주는 소중한 존재가 아닐까? 당질 제한에서는 알코올을 금지하지는 않는다. 오히려 적당량을 섭취했을 때 다음과 같은 이점이 있기 때문이다.

◆ 알코올은 혈당치를 떨어뜨린다

나는 당뇨병 전문의이지만, 환자에게는 당질이 많은 술(맥주, 일본주, 사오싱주, 칵테일 등) 이외에는 마셔도 괜찮다고 말하고 있다. 알코올이 혈당치를 낮춰주는 역할을 하기 때문이다. 알코올은 간에서 포도당을 만드는 당 신생(98쪽 참조)을 억제해 준다.

그런데 2018년, 의학 저널 〈LANCET〉에 게재된 논문에서 알코올 섭취량과 사망률 및 질병 발생률의 관계가 밝혀졌다. 간단히 정리하면 알코올 섭취량이 일주일에 100g 정도라면 심근 경색의 위험이 되려 줄어든다는 것이다. 또한 맥주와 증류주는 사망률을 높이지만 와인은 사망률을 높이지 않는 것으로 나타났다. 이 경우 '알코올 양 100g'의 '100g'은 '중량'을 의미하는 것이 아니다. 알코올 '함량'을 말한다. 알코올 함량 100g은 보통 와인 1병에 해당한다.

일주일에 한 병의 와인이라면 매일 한 잔씩 맛볼 수 있다는 것이다. 다만 개인적으로는 술을 좋아하는 사람이라면 일주일에 200g 정도까지는 허용해도 괜찮다고 생각한다. 앞서 언급한 논문에서 사망률이 상승했던 이유는 '일주일에 200g 이상'이었기 때문이다.

12 | 당질 제한과 AGE 제한 중 어느 것을 우선시해야 하나?

당질 제한은 비만 해소는 물론이거니와 비만으로 인한 염증 때문에 생기는 질병 및 컨디션 저하를 막는 데도 도움이 된다. AGE 제한은 신체 내부의 노화에 제동을 걸어 세포 수준에서 젊음을 유지함으로써 면역력 상승, 전신 건강 상태의 향상에 기여한다.

당질과 AGE를 동시에 제한할 수 있으면 좋겠지만, 백미나 과일처럼 '당질은 많지만 AGE는 적은' 식품과, 반대로 육류와 같이 '당질은 적지만 AGE는 많은' 식품이 있다. 어느 쪽을 선택할지 망설여질 때는 '마키타식 연령별 목표 BMI'로 정해 보자.

◆ 비만은 당질 제한, 적정 체중은 AGE 제한

BMI가 목표치를 초과한다면 당질이 적은 식품을 선택하도록 하자. 단, 조리법(122쪽 참조)에 주의해서 가능한 한 AGE를 억제하도록 하자. BMI가 목표치 내에 있다면 적절하게 당질 섭취량을 유지하고 있는 것이다. 지금까지 설명한 식생활로 자연스럽게 당질은 조절할 수 있으므로, AGE가 적은 식품을 선택하는 것이 좋다.

BMI에 관계없이 스트레스 관리를 위해서라도 단백질과 비타민을 많이 섭취해야 한다. 스트레스를 많이 받으면 스트레스에 의해 혈당이 올라가버리므로 모처럼 당질을 제한하고 AGE를 줄이기 위해 열심히 노력한 것이 헛수고가 되고 만다. 당질 제한도, AGE 제한도 '음식의 즐거움'을 누리면서 실천할 수 있는 방법이다. '식생활'의 개선은 일과성이 아니라 그야말로 평생 계속해야 하는 것이니 조급하게 생각하지 말고 여유를 갖자.

당질·AGE 제한의 실천 방법

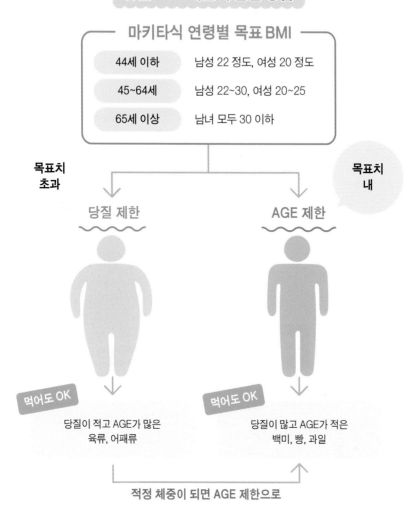

마키타식 연령별 목표 BMI

44세 이하	남성 22 정도, 여성 20 정도
45~64세	남성 22~30, 여성 20~25
65세 이상	남녀 모두 30 이하

목표치 초과

목표치 내

당질 제한

AGE 제한

먹어도 OK

먹어도 OK

당질이 적고 AGE가 많은
육류, 어패류

당질이 많고 AGE가 적은
백미, 빵, 과일

적정 체중이 되면 AGE 제한으로

마키타 박사의 한마디 팁

감자칩, 감자튀김 등은 당질과 AGE 모두 많은 'NG 식품'이다. 특히 아크릴아마이드라고 하는 신경 독성과 발암성이 있는 AGE가 포함되어 있다.

13 | 건강을 위해서는 배불리 먹기보다 70%만 채우자

예로부터 "배를 80%만 채우면 의사가 필요 없다."는 말이 있다. 하지만 실제로는 '70%'가 건강을 위한 '적정량'인 것 같다. 미국에서 원숭이를 이용해 실험했더니, 배부른 상태의 원숭이보다 칼로리를 30% 줄인 원숭이가 더 오래 산다는 결과가 나왔다. '먹어야 힘이 난다, 기운이 난다.'고 생각하기 쉽지만, 동물의 몸은 '역경'에서 힘을 발휘한다.

일종의 '기아'에 가까운 상태가 되면 기아를 이기기 위한 생명력이 동원되어 장수 유전자가 활성화된다고 추정하고 있다. 포만 상태에서는 몸의 긴장이 풀어져 어떻게 보면 나른한 상태가 되는 것이다. 당질 제한과 AGE 제한을 열심히 한다고 해도 배가 부를 때까지 먹는다면 본래의 생명력이 발휘되지 않고 건강 효과는 감소해 버린다.

◆ 음식을 오래 씹으면 배부른 느낌이 든다

식사량을 줄이더라도 먹는 방법을 통해 포만감을 얻을 수 있다. 우선 잘 씹고 천천히 먹는 것이다. 뇌의 포만 중추는 잘 씹으면 반응한다. 빨리 먹는 사람이 살찌는 이유는 포만 중추가 반응하기 전에 꾸역꾸역 음식으로 채워 버리기 때문이다. 한 입에 30번씩 씹으면서 식사 시간을 30분 이상 가져가길 바란다. 음식을 씹으면 뇌에 자극이 전달되고 소화·흡수와 관련된 장기의 수용 시스템이 정돈되어 더부룩함과 소화 불량을 방지할 수 있다.

잘 씹기 위해서는 '부드럽고 녹는 식감'의 음식이 아니라, 뼈째 먹을 수 있는 작은 생선, 붉은 살코기, 섬유질이 많은 채소, 견과류 등 '제대로 씹는 느낌이 있는 단단한 것'을 선택하도록 하자.

저작(씹기)의 여러 효과

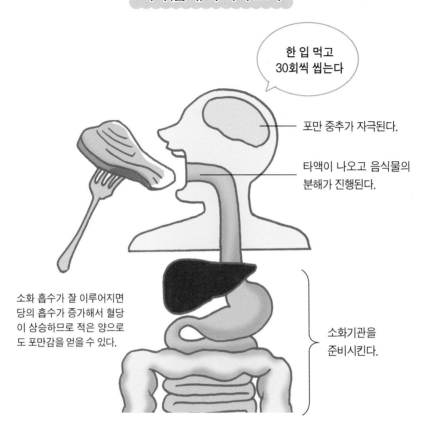

한 입 먹고
30회씩 씹는다

포만 중추가 자극된다.

타액이 나오고 음식물의
분해가 진행된다.

소화 흡수가 잘 이루어지면
당의 흡수가 증가해서 혈당
이 상승하므로 적은 양으로
도 포만감을 얻을 수 있다.

소화기관을
준비시킨다.

마키타 박사의 한마디 팁

사실 시각도 배부름과 깊은 관련이 있다. 도쿄 대학의 나루미 다쿠시 준교수는 VR(가상현
실) 헤드셋을 이용해 시각 정보와 포만감의 관계를 알아보았다. 손의 크기는 그대로 하고(이
것이 포인트다) 쿠키를 '실제보다 크게 보인다', '작아 보인다'와 같이 설정해 보았다. 각각 포
만감이 느껴질 때까지 먹어보라고 했더니, 큰 쿠키라고 생각하고 먹었을 때 섭취 개수가 줄
어들었다. 소량으로도 포만감을 느꼈다고 한다. 헤드셋을 끼고 식사를 할 수는 없지만, 같은
양의 고기라면 크게 보이도록 조리와 담는 방법을 궁리하고, 작은 접시에 가득히 담아보자.
이런 '잔기술'로도 시각에 의한 포만 효과를 얻을 수 있다.

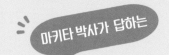

최신 건강 상식 Q&A

당질 제한 식단의 등장으로 수많은 건강 상식이 뒤집혀 왔습니다. '다이어트' '미용·운동에 관한 '최신 건강 상식'을 마키타 박사가 Q&A 방식으로 강의합니다.

다이어트의 최신 상식

Q1 식사를 거의 외식으로 해결하는 편입니다. 살을 빼려면 '스테이크 하우스' '국수집' '정식집' 중 어디서 먹는 게 더 좋을까요?

A1 칼로리 제한 다이어트 이론으로 따지면 '스테이크 하우스'는 제일 NG다. 그런데 '새 다이어트법'인 당질 제한에서의 정답은 정반대. 이 세 곳 가운데서는 스테이크 하우스의 단골이 되는 것이 다이어트에 좋다. 하지만 고기를 구우면 AGE가 증가하므로, 레어로 먹는 것을 추천한다. 매일 스테이크를 먹으면 식상하니까 두 번째로 편애하는 집도 있는 게 좋겠다. '국수집'과 '정식집'이라면 조건부로 '정식집'. '흰쌀은 먹지 않는다.'를 조건으로 하자. 생각과는 달리 다이어트 효과를 기대할 수 없는 곳이 '국수집'이다. '국수'는 칼로리는 낮지만, 탄수화물 위주여서 당질이 많기 때문에 살이 찌는 것이다.

Q2 생채소를 먹으면 몸이 차가워진다고 들었어요. 몸이 차가워지면 대사가 감소할 것이라고 생각하는데, 생채소를 자주 먹으면 대사가 감소해 살찌기 쉬워지지 않나요?

A2 생으로 먹을 수 있는 건 생으로. 조리를 한다면 가능한 한 낮은 온도에서 짧은 시간을 권장한다. 소비되지 못한 당질이 체내에서 단백질

142

과 결합되어 AGE를 생성하는 것을 피하려면 당질 과잉 섭취를 피해야 한다. 이것이 건강하고 젊게 사는 식품 섭취 방법이며, 생채소를 섭취하는 것은 이치에 맞는 식사법이다. 오랜 기간 동식물을 생식해 온 인류에게 샐러드는 몸에 맞는 식사법이며 대사가 떨어질 일은 없으니 안심하길 바란다.

Q3 '당질 제로' 맥주면 마셔도 되요?

A3 맥주뿐만 아니라 탄산음료, 초콜릿, 캔디 등 '당질 제로' 상품이 넘쳐나고 있지만, 인공 감미료[아스파탐, 아세설팜칼륨(아세설팜K), 수크랄로스 등]가 들어 있다면 피하는 것이 좋다. 인공 감미료는 칼로리가 없어 섭취해도 혈당이 상승하지 않는다고 여겨졌다. 하지만 2015년 영국의 과학 잡지 〈Nature〉에 일반 설탕물보다 인공 감미료를 준 쥐의 혈당치가 더 높아졌다는 실험 결과가 실린 바 있다. 또 인공 감미료는 장내 환경을 나쁘게 하고 당을 처리하는 능력을 떨어뜨리며, 뇌졸중과 치매를 3배 가까이 증가시킨다는 슬픈 보고도 있다.

Q4 바빠서 식사 시간이 불규칙합니다. 회식도 많고 영양 밸런스도 무너지고 있다고 생각하는데, 영양 보충제를 섭취해야 할까요?

A4 영양 보충제의 선택은 어려운 일이다. 왜냐하면 영양 보충제의 신뢰성을 확인하기 위해서는 그 성분 자체의 효과와 제조 공정까지 검토할 필요가 있기 때문이다. 인지 기능을 높여주는 은행잎 추출물, 심장약으로 사용되는 코엔자임 Q10 등은 의학적으로 효능이 확인되었다. 반면 무릎과 관절에 효과가 있다고 알고 있었던 글루코사민은 2006년 〈New England Journal of Medicine〉에 실린 실험 결과에 의해 효과가 없는 것으로 결론이 났다. 비타민과 미네랄 보충제로 간유(대구나 상어 등 어류의 간에서 추출한 지방)는 추천할 만하다. 식품은 가열하면 비타민과 미네랄이 손실되므로 여기서 모자란 비타민과 미네랄을 간유가 보충해 주기 때문이다.

$Q5$ 당질 제한은 평생 계속해야 되는 건가요? 앞으로 계속 밥도 파스타도 먹으면 안 되는 겁니까?

$A5$ 나는 당질 제한을 주제로 책도 쓰고 TV에서 발언도 하고 있지만, 연중 당질 제한을 하고 있지는 않다. 이것을 보고 환자에게는 권하면서 정작 의사는 행동하지 않는 것이라 생각지는 마시라.

당질 제한은 '혈당의 심한 변동을 막는 것'과 '적정 체중을 유지하는 것'이 목적이다. 평생 당질을 섭취하지 않겠다고 생각할 필요는 없고, 살이 빠지고 적정 체중으로 들어가면 당질 제한을 느슨하게 하고, 체중이 서서히 늘어나면 다시 당질을 줄이는 식으로 하면 된다. 나는 '이것이야말로 올바른 당질 제한'이라는 확신을 갖고 있다.

'미용·운동'의 최신 상식

$Q1$ 모발에 윤기나 탄력도 없어지고, 세팅을 해도 볼륨이 안 나오고 금방 풀립니다. 게다가 빗질을 할 때 탈모도 늘어나는 것 같아서 모발이 점점 얇아지는 건 아닌지 걱정입니다.

$A1$ 나이가 들수록 남성뿐만 아니라 여성도 모발 트러블로 고민하는 분들이 늘어난다. 탈모, 볼륨 다운, 곱슬거림 등 나이가 들면서 모발 트러블이 발생하는 것은 모근을 포함한 두피에서 당화가 진행되는 것이 원인 중 하나이다.

당화에 의해서 발생한 AGE가 두피의 노화를 진행시켜, 그 결과로 '모발의 노화'도 시작되었을 것이다. 윤기와 탄력이 있는 건강한 머릿결을 유지하려면 AGE가 많은 식재료를 피하고(118쪽) 조리법도 신경 써야 한다(122쪽 참조).

Q2 피부의 재생 촉진을 위해 콜라겐 보충제를 섭취하는 것이 좋을까요?

A2 콜라겐은 피부, 뼈, 연골 등을 구성하는 단백질의 일종으로 피부를 만드는 재료이다. 그래서 콜라겐을 섭취하면 피부 재생에 도움이 될 것 같지만, 콜라겐은 소화·흡수 과정을 통해 아미노산으로 분해되어 버리므로 피부에 전달되지 않는다. 이것은 인슐린이 주사밖에 없고 먹는 약이 없는 것과 같다. 인슐린을 먹어도 소화·흡수 과정에서 사라지기 때문에 혈관에 직접 주사하는 것이다. '그럼 콜라겐이 함유된 화장품으로 직접 피부에 흡수시키는 건 어때?'라고 기대할 수 있지만, 분자량이 너무 커서 피부 내부로 침투할 수 없다.

Q3 1일 1만 보 걷기가 생활 습관병 예방에 좋다던데 조금 적게 걸어도 괜찮을까요?

A3 개인차는 있지만 1만 보를 걷는 데는 1시간 반 이상의 시간이 소요된다. 따라서 매일 이만큼 시간을 내는 것이 쉬운 일은 아니다. 생활 습관병 예방의 효과적인 방법은 혈당 수치가 오르기 시작하는 식후 15분 이내에 20분 정도 걷는 것이다. 이 타이밍에 움직이면 혈당이 척척 소비되어 혈당 스파이크가 방지된다. 즉석에서 제자리걸음을 해도 같은 효과를 얻을 수 있다.

Q4 당질 제한으로는 근육이 빠지지 않는다고 하는데(104쪽 참조), 근육 트레이닝은 필요 없습니까?

A4 근육은 40세가 지나면 점점 감소하는데, 80대에는 20대에 비해 절반으로 줄어든다고 한다. 포도당의 저장고인 근육이 줄면 혈당이 상승하는 것은 물론이고, 이 밖에도 혈압 상승, 혈액 순환 불량, 대사 저하 등 건강에 좋을 것이 없다. 당질 제한을 하건 하지 않건 관계없이 40대 이후에는 근육 트레이닝을 습관화하는 것이 좋다. 146쪽에 근육을 단련할 수 있는 트레이닝을 몇 가지 소개한다.

허벅지 단련하기 - 스쿼트

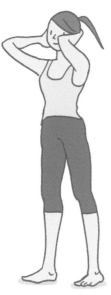

1. 다리를 어깨너비만큼 벌리고 선다.

2. 무릎이 직각이 될 때까지 천천히 쭈그려 앉는다.

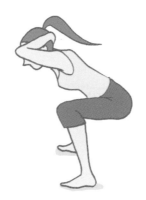

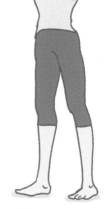

3. ①로 돌아가서 과정을 반복한다.

근육 트레이닝의 포인트는 허벅지, 엉덩이, 가슴 등 큰 근육을 중점적으로 단련하는 것이다. 큰 근육은 약간의 훈련으로도 근육 증량의 효과가 크기 때문이다.
다음 운동을 15~20회 3~4세트, 적당한 피로감을 느낄 수 있는 시간(15분 정도)만큼 시행한다.

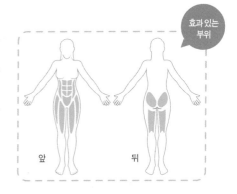

효과 있는 부위

앞   뒤

가슴 근육 단련하기 - **팔굽혀펴기**

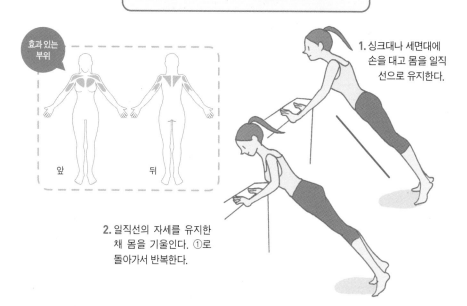

효과 있는
부위

앞　　　뒤

1. 싱크대나 세면대에 손을 대고 몸을 일직선으로 유지한다.

2. 일직선의 자세를 유지한 채 몸을 기울인다. ①로 돌아가서 반복한다.

엉덩이 근육 단련하기 - **히프 익스텐션**

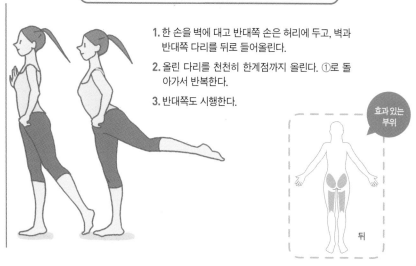

1. 한 손을 벽에 대고 반대쪽 손은 허리에 두고, 벽과 반대쪽 다리를 뒤로 들어올린다.

2. 올린 다리를 천천히 한계점까지 올린다. ①로 돌아가서 반복한다.

3. 반대쪽도 시행한다.

효과 있는
부위

뒤

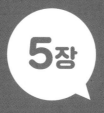

당질 및 AGE 제한을 위한
추천 식재료

당질 및 AGE 제한에 적합한 추천 식재료를 제시하고 각각의 재료가
가진 효능 및 효과를 자세히 살펴본다.

01 당질 및 AGE 제한을 위한 추천 식재료와 각각의 건강 효과

당질 및 AGE 제한을 실천하는 데 중요한 것은 뭐니 뭐니 해도 식재료 선택이다. 이 섹션에서는 당질과 AGE가 신경 쓰이는 사람들이 안심하고 먹을수 있는 식재료를 소개한다. 당질과 AGE 제한 대책이 될 뿐만 아니라 식재료 각각의 건강 효과에 대해서도 언급하고 있으므로 본인의 몸 상태에 맞추어 식재료를 선택하기 바란다.

◆ 간식뿐 아니라 저녁 반주를 즐겨도 문제없다

당질 및 AGE 제한을 실천할 때는 세끼 식사는 물론이고, 간식을 먹거나 저녁 반주도 OK다. '식사 제한'을 하면서 각오를 다지고 있던 사람들은 '먹어도 좋은 식재료가 많다는 사실', '간식이나 저녁 반주도 문제가 없는 식재료'를 알게 되면 맥이 빠질지도 모르겠다.

◆ 먹는 양에 주의

밥과 국수, 빵, 고구마류 등의 탄수화물을 피하면서 당질을 줄이고 채소, 고기, 생선 등을 섭취하는 것이 기본이다. 단, 과식하지 않도록 주의하길 바란다. 몸에 좋은 식재료라도 매끼 많이 먹거나 한 번에 폭식하면 몸에 부담이되고 건강 효과도 격감한다. 혈당 스파이크를 일으키지 않도록 혈당이 떨어지기 전(강한 공복을 느끼기 전)에 먹는 것이 요령이다. 그러기 위해서도 간식은 적당히 먹길 바란다.

◆ 조심해야 하는 것은 조리법

양질의 재료를 선택했어도 조리법이나 조미료 선택이 잘못되면 소용이 없다. 고온 조리는 피하고 된장이나 간장 등 AGE를 포함한 조미료도 삼가자.

추천 식재료가 '당질 제한'에 효과적인 이유

녹황색 채소
(168쪽 참조)

담색 채소
(172쪽 참조)

향신 채소
(174쪽 참조)

간단하게 만들 수 있는 샐러드는 대사 부담도 적고 Good!

고기
(152쪽 참조)

어패류
(158쪽 참조)

주식(밥·빵·면)이 없어도 만족감을 얻을 수 있는 것은 주요리를 듬뿍 먹을 수 있기 때문.

과일
(177쪽 참조)

당질 제한을 실천한다면 '기호 식품'이라고 생각하고, 먹는다면 아침 식사의 마지막에.

그 외
(180쪽 참조)

버섯, 콩, 엑스트라 버진 올리브 오일 등 효능이 풍부한 식재료를 소개. 알코올도 소개하고 있다!

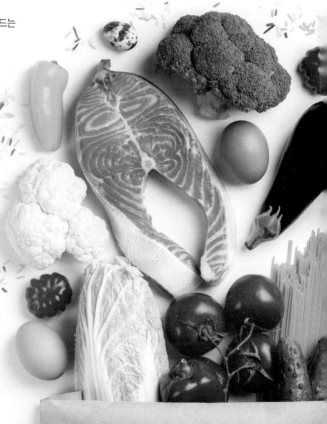

02 닭고기
노화와 질병에 지지 않는 몸으로

식품에 포함된 단백질이 얼마나 양질인지를 나타내는 지표가 '아미노산 점수'라고 불리는 것이다. 아미노산 점수는 단백질에서 분해된 아미노산에 체내에서 합성할 수 없는 필수 아미노산이 얼마나 포함되어 있는지를 나타낸다. 아미노산 점수가 100에 가까울수록 양질의 단백질이라는 의미인데, 닭고기는 100! 이상적인 단백질이라고 할 수 있다.

동물성 단백질은 LDL 콜레스테롤을 증가시킬 수도 있지만, 지방이 적은 닭고기는 그런 효과가 없다. 닭고기에 함유된 불포화 지방산인 '올레인산'과 '리놀레산'은 LDL 콜레스테롤을 낮추는 작용도 한다.

◆ 대장암 위험에서 안심할 수 있는 고기

식습관이 서구화되고 고기를 자주 먹게 되면서 대장암의 위험이 증가하고 있다. 부위별 암 사망률에서 대장암은 여성이 2위, 남성은 3위다(89쪽 참조). 하지만 닭고기는 대장암 발병 위험과는 무관하다는 것이 여러 연구 결과로 밝혀졌다. 따라서 닭고기는 안심하고 주식으로 먹을 수 있는 식재료다.

◆ 피로 해소 및 항산화 작용

닭고기에 함유된 비타민 B군의 효능에도 주목하자. 비타민 B2와 B6는 피지 분비를 조절해 준다. 또한 색소 침착이나 잡티를 방지하는 비타민 B12와 나이아신(비타민 B3)도 함유하고 있다. 닭 가슴살에 다량 들어 있는 B6를 충분히 섭취하면 모발과 피부가 튼튼해지고, AGE를 막아주는 작용을 하며 닭 가슴살에는 피로 해소와 항산화 작용이 있는 '이미다졸 펩타이드'도 풍부하다.

check!

당질

닭(가슴살 80g) ⇨ 0.1g

스틱 치킨(가슴살 80g) ⇨ 7.3g

AGE

닭(가슴살, 껍질 없음, 90g, 1시간 삶음) ⇨ 10118KU

치킨가스(90g, 25분 튀김) ⇨ 8965KU

항산화	항당화	항염증	암 예방	노화 예방	면역력 상승

산화·당화를 막아주는
영양소 만점의 식재료

- 피로 해소
- 피부 미용
- 빈혈 예방

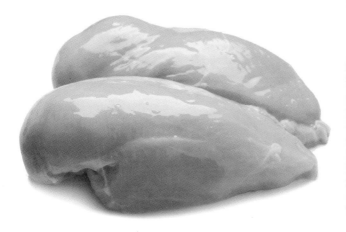

건강 성분

- 비타민 B2
- 비타민 B6
- 비타민 B12
- 나이아신(비타민 B3)
- 올레인산
- 리놀레산
- 이미다졸 펩타이드

 수분이 많아서 빨리 상한다. 오래되면 수분이 나온다.
고기에서 붉은 액체가 나오는 것은 피한다.

효능 UP 요령

물에 녹는 영양소가 많기 때문에 수프 등으로 조리해 국
물까지 마시면 좋다. 찜 요리로 만들 때는 육수와 영양
소가 스며든 찜국을 수프 등으로 만드는 것도 추천한다.
항당화 작용을 보존할 수 있도록 AGE가 발생하는 고온
조리는 피한다.

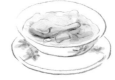

닭고기는 맛이나 냄새 등이 강하지
않아 대부분의 채소와 잘 맞는다.

03 돼지고기
비타민 B1이 풍부해 피로 해소에 탁월

돼지고기는 비타민 B를 쇠고기나 닭고기에 비해 10배 이상 함유, 모든 식품 중에서도 최상위급이다. 비타민은 당화를 억제해 체내에서 AGE가 발생하는 것을 막아주므로 돼지고기를 먹음으로써 노화 예방을 기대할 수 있다. 돼지고기의 효능으로 잘 알려져 있는 것은 피로 해소이다. 피로를 풀어주는 힘이 높은 건 월등히 풍부한 비타민 B1의 작용에 의한 것이다.

비타민 B1은 섭취한 당질을 체내에서 에너지로 변환하기 위해 사용되므로, 비타민이 부족하면 모처럼 섭취한 식사를 에너지로 이용할 수 없다. 이용할 수 없었던 당질은 피로 물질인 '젖산'으로서 축적되어 피로감은 더해갈 뿐이다. 에너지 부족은 체력 저하나 권태감(피로감)뿐만 아니라 기억력 저하, 불안, 초조, 우울감 등 정신적인 면에도 영향을 미친다. 항AGE 효과에 가세해 피부나 모발을 건강하게 해주는 비타민 B6도 돼지고기에 풍부하게 포함되어 있다.

◆ 양질의 단백질이 세포를 활성화

돼지고기는 아미노산 점수가 100이므로 양질의 단백질을 제공해 준다는 사실을 알 수 있다. LDL 콜레스테롤을 높이지 않는 올레인산이 닭고기만큼이나 풍부하다. 근육 증강, 면역력 상승, 노화 예방 및 세포 수준에서 몸을 건강하게 해주는 최고의 식재료라고 해도 과언이 아니다.

그리고 아미노산에서 단백질 재합성, DNA 합성을 할 때 필요한 아연도 풍부하다. 돼지고기에 들어 있는 아연은 활성 산소를 제거하고 산화를 막아주는 역할을 하며, 면역력 향상과 탈모 예방 등의 작용도 있다. 아연은 비타민 C와 함께 섭취하면 효율적으로 흡수되므로 돼지고기에 레몬즙을 뿌려 먹는 것도 좋겠다.

> **check!**
>
> **당질**
> 돼지고기(로스·80g·소테)
> ⇨ 1.7g
> 탕수육(어깨살 80g) ⇨
> 25.5g
>
> **AGE**
> 돼지고기(100g·7분 볶음)
> ⇨ 4752KU

항AGE, 항산화의 영양소가 풍부

- 피로 해소
- 피부 미용
- 빈혈 예방

옅은 회색이 도는 분홍색에 윤기 나는 것을 고른다.

건강 성분

- 비타민 B1
- 비타민 B6
- 비타민 B12
- 나이아신(비타민 B3)
- 아연
- 올레인산

효능 UP 요령

마늘이나 양파는 비타민 B1의 흡수를 돕는 알리신 (173쪽 참조)이 들어 있으므로 돼지고기와 함께 먹으면 좋다. AGE를 증가시키지 않도록 하기 위해서 삶거나 찌는 조리법을 선택하도록 한다.

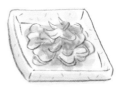

돼지고기 샤브샤브와 얇게 썬 양파의 조합이 굿.

04 쇠고기
당화·산화를 예방하는 건강식품

쇠고기는 영양 면에서 다양한 장점이 있다. 그러나 너무 자주 먹으면 대장암 발병 위험이 증가하는 것으로 알려져 있다. 그렇다고는 해도 한 달에 한 번 정도 먹는다면 대장암의 걱정은 없다.

◆ 비타민 B6의 피부 미용 효과

쇠고기에는 인체에서 만들 수 없는 '필수 아미노산'이 균형 있게 포함되어 아미노산 점수가 100이다. LDL 콜레스테롤을 낮추고 면역력을 향상시키는 올레인산은 닭이나 돼지고기보다 더욱 풍부하다. 또한 에너지 대사에 필요한 비타민 B군이 함유되어 있어 노화 예방도 기대할 수 있다.

쇠고기와 돼지고기에 많이 함유된 비타민 B6는 일명 '피부의 비타민'. 피부 효과를 기대할 수 있으며, 체내의 당화를 억제하고 AGE를 줄여주는 작용도 있다. 쇠고기에 들어 있는 비타민 B12와 철분은 조혈 효과가 있다. 쇠고기에는 항산화 작용이 있는 아연도 많이 함유되어 있다.

◆ 생산지를 꼼꼼히 따져야 한다

쇠고기를 먹을 때 반드시 신경 써 확인해야 하는 것이 '생산지'이다. 미국과 호주 등의 수입 소는 항생제를 먹이는 경우도 있다. 쇠고기를 먹는다면 망설이지 말고 국내산을 선택하자. 가장 이상적인 것은 인공 사료가 아니라 자연 속에서 목초를 먹고 자란 소의 고기다.

> **check!**
>
> **당질**
> 스테이크(안심·100g)
> ⇨ 4.0g
>
> **AGE**
> 쇠고기(100g·생)
> ⇨ 707KU
>
> 쇠고기(100g·프라이팬 볶음) ⇨ 10058KU

당화를 저지하고
젊음과 파워를 가져다준다

- 피부 미용
- 빈혈 예방

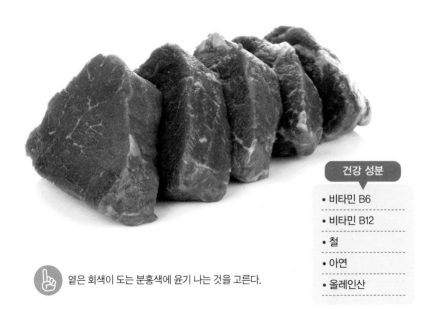

옅은 회색이 도는 분홍색에 윤기 나는 것을 고른다.

건강 성분

- 비타민 B6
- 비타민 B12
- 철
- 아연
- 올레인산

효능 UP 요령

항당화 작용이 있는데도 고온 조리로 AGE를 발생시켜서는 무의미하다. 저온 조리의 다다키와 샤브샤브로 AGE의 발생을 억제하자. 덧붙이자면 다다키와 비슷한 로스트비프(구운 쇠고기)는 안쪽까지 가열하는 반면 다다키는 표면만 구워 안쪽 부분은 가열하지 않는다.

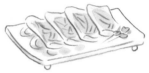

저온 조리한 샤브샤브를 추천한다.

157

05 등 푸른 생선
피를 맑게 하고 염증은 억제

등이 푸른빛을 띠고 있는 생선을 등 푸른 생선이라고 하며, 일반적으로는 전갱이, 정어리, 꽁치, 고등어 등을 가리킨다. 등 푸른 생선은 양질의 지방을 많이 함유하고 있다. 전갱이, 정어리, 꽁치, 고등어 등의 아미노산 점수는 100. 적극적으로 먹기를 권하는 식재료이다.

◆ 높은 혈전 예방 효과

'등 푸른 생선 = 건강에 좋다'는 이미지가 완전히 정착된 것은 EPA, DHA를 풍부하게 포함하고 있기 때문일 것이다. EPA, DHA는 LDL 콜레스테롤을 줄이고 혈액을 맑게 만들어주므로 혈전 형성을 억제한다. 전갱이에는 올레인산이 많이 포함되어 있어 더욱 콜레스테롤을 억제하는 효과가 있다.

여러 연구를 통해 일주일에 3회 이상 등 푸른 생선을 먹으면 심근 경색 등의 심장 질환에 걸릴 위험이 낮다는 결과가 보고되었다. 혈액을 맑게 해주는 효과는 동맥 경화나 암 등의 예방에도 도움이 되고, DHA는 만병의 원인인 염증을 가라앉히는 작용을 한다. EPA, DHA는 치매 예방에 효과가 있다.

◆ 칼슘과 비타민 B군도 풍부

정어리, 고등어에는 피부를 매끄럽게 하는 비타민 B2가 풍부. 특히 고등어는 항AGE 효과가 높은 비타민 B를 다량 함유하고 있다. 또한 전갱이와 정어리는 칼슘이 풍부하고, 정어리와 꽁치는 조혈 작용이 있는 비타민 D가 많이 포함되어 있다. 건강 효과가 우수한 등 푸른 생선이지만, 상하기 쉽다는 단점이 있으므로 되도록 빨리 조리해 먹자.

> **check!**
>
> **당질**
> 전갱이 다다키(50g)
> ⇨ 1.6g
> 고등어 초절임(40g)
> ⇨ 1.3g
> 정어리 맛술 말림(30g 구이) ⇨ 4.9g
>
> **AGE**
> 전갱이(100g·생)
> ⇨ 484KU

| 항산화 | 항당화 | 항염증 | 암 예방 | 노화 예방 | 면역력 상승 |

뇌의 노화를 막는 DHA와 EPA

- 피부 미용
- 혈액 점도 개선

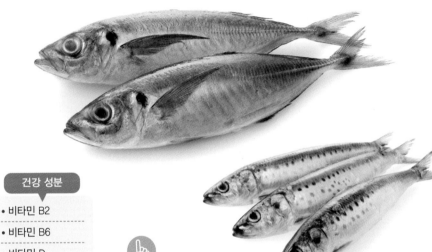

건강 성분

- 비타민 B2
- 비타민 B6
- 비타민 D
- 칼슘
- EPA
- DHA
- 올레인산

표면에 광택이 있고, 아가미가 선명한 붉은색을 띠면 신선하다.

효능 UP 요령

꾸준히 인기 있는 요리는 생선구이지만, 기름이 줄어들면 DHA나 EPA도 함께 없어져 버린다. 신선도가 좋은 것을 구입해서 회나 다다키 등으로 조리해 먹으면 좋다. 밑준비를 할 때 소금을 뿌려두면 냄새 성분이 수분과 함께 나와 비린내가 사라진다.

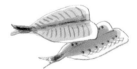

싱싱한 정어리는 살이 단단해서 손질하기도 쉽다.

06 참치·가다랑어
항산화 작용과 미용 효과 탁월

참치(다랑어)도 가다랑어도 같은 고등어과 생선으로, 모두 아미노산 점수 100의 우수한 식재료이다.

◆ 피로 해소 성분은 꼬리지느러미에 풍부

대형 회유어인 참치와 가다랑어는 항상 망망대해를 헤엄쳐 다니고 있다. 그렇게 활동할 수 있도록 뒷받침해 주는 것이 피로 해소 성분인 '이미다졸 펩타이드'이다. 쉬지 않고 계속 헤엄치는 탓에 가장 혹사당하는 것이 꼬리지느러미인데 그래서 꼬리지느러미에는 '이미다졸 펩타이드'가 풍부하게 존재해 피로를 풀어준다. 참치·가다랑어에는 EPA와 DHA, 올레인산이 풍부하게 포함되어 있어 항염증 효과와 면역력 향상, 혈액을 맑게 해주는 효과도 탁월하다.

◆ 다랑어는 미용, 가다랑어는 항산화

참치, 가다랑어 모두 '피부의 비타민'인 비타민 B6가 풍부하게 포함되어 있다. 비타민 B6는 당화를 억제해 AGE를 줄이는 효과도 기대할 수 있다. 또한 혈액 순환을 개선하고 중성 지방을 분해하는 나이아신도 풍부하게 들어 있다.

아미노산 화합물에는 '타우린'이라는 성분이 있다. 타우린은 간의 기능을 향상시키고 인슐린 분비를 촉진하며 혈압을 조절하기도 한다. 타우린은 인체에서도 합성되지만 미미한 양이라 음식으로 섭취하지 않으면 안 된다. 타우린은 참치와 가다랑어의 빨갛고 거므스름한 살에 포함되어 있으며, 담즙산과 결합하여 콜레스테롤을 소비하는 작용도 한다. 참치는 미용에 효과가 높고 가다랑어는 항산화 작용에 효과적이다.

check!

당질
참치(붉은 살·40g·회) ⇨ 0.6g
참치 플레이크(20g·통조림) ⇨ 0.7g
네기토로 덮밥(초밥 60g) ⇨ 25.7g

AGE
참치(90g·회) ⇨ 705KU
참치(90g·간장조림으로 10분 구움) ⇨ 4602KU

AGE를 억제해서
노화를 멈추게 한다

● 피로 해소
● 피부 미용
● 빈혈 예방

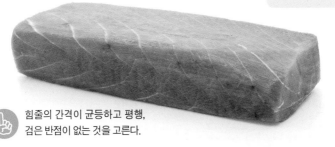

 힘줄의 간격이 균등하고 평행, 검은 반점이 없는 것을 고른다.

건강 성분

• 나이아신
• 비타민 B6
• 철
• EPA
• DHA
• 올레인산
• 이미다졸 펩타이드
• 타우린

신선한 것은 살에 투명감을 띤 적색. 절단면에 무지갯 빛이 돌면 오래된 것이다.

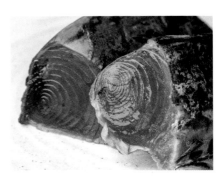

효능 UP 요령

회나 다다키 등으로 먹을 것을 추천한다. 시중에 유통되는 네기토로(다진 참치 회)는 착색료, 발색제, 산화 방지제, 화학 조미료 등의 첨가물이 많기 때문에 피하는 것이 좋다. 가다랑어는 양파, 마늘과 함께 먹음으로써 비타민 B1의 기능을 높일 수 있다.

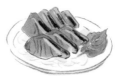

가다랑어 다다키는 양파, 마늘과 잘 어울린다.

07 연어
핑크색 색소의 초건강 파워

연어도 아미노산 점수 100인 양질의 단백질원이다. 새먼 핑크(연어 살색)라는 색깔 명칭이 있듯이, 연어라고 하면 그 특징적인 색을 떠올리는 사람도 많을 것이다. 색깔로 따지면 연어가 '붉은 살 생선' 같지만 실제로는 '흰 살 생선'이다.

◆ 새먼 핑크가 항산화 작용의 열쇠

본래 흰 살 생선인 연어의 살이 불그스름한 빛깔을 띠는 것은 '아스타잔틴'이라는 색소가 함유된 크릴새우를 먹기 때문이다. 아스타잔틴은 '카로티노이드'로 불리는 붉은색 천연 색소. 토마토를 붉게 만드는 라이코펜, 당근의 오렌지색 β-카로틴의 동류이다. 카로티노이드는 모두 강한 항산화 작용이 있으며, 아스타잔틴은 비타민 E의 약 1000배에 달하는 매우 강력한 항산화 작용을 가진 것으로 알려져 있다.

동맥 경화 예방, 치매 예방, 암 예방, 피부 미용, 면역력 향상 등 아스타잔틴의 커버 범위는 실로 다양하며 온몸 구석구석의 '녹'을 없애준다고 해도 과언이 아니다. 연어에는 DHA와 EPA, 올레인산이 풍부하다. 혈액을 맑게 해주는 효과에 더해 항염증과 혈관의 유연성을 유지하도록 작용해 준다. 이러한 기능으로부터 고혈압을 방지하고 혈압을 안정시키는 효과도 기대할 수 있다.

◆ 칼슘의 흡수를 돕는 비타민 D

칼슘은 치아와 뼈를 강하게 하는 작용이 있지만, 흡수되기 어려운 성질을 가지고 있다. 칼슘의 흡수를 돕는 것이 비타민 D. 일명 '뼈 비타민'이라고 불리는 비타민 D가 연어에는 풍부하게 포함되어 있다.

check!

당질
훈제 연어(15g) ⇨ 0.0g
초밥(20g) ⇨ 7.5g

AGE
연어(90g·생) ⇨ 502KU
연어(90g·10분 튀김) ⇨ 1348KU

아스타잔틴의 강력한 항산화력

- 피부 미용
- 혈액 점도 개선

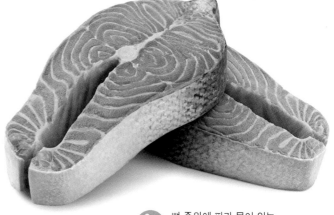

건강 성분

- 비타민 D
- 비타민 B6
- EPA
- DHA
- 올레인산
- 아스타잔틴

뼈 주위에 피가 묻어 있는 것은 오래된 것.

효능 UP 요령

색이 너무 선명한 것은 발색제를 사용했을지 모르므로 성분표를 확인할 것. 그리고 뼈를 제거한 것은 살이 무너지는 것을 막기 위한 결합제가 첨가되어 있으므로 피한다. DHA 와 EPA를 제대로 섭취하는 요령은 껍질째 먹는 것.

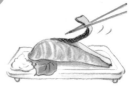

연어도 채소와 같이 껍질에 영양이 풍부.

08 바지락
타우린이 혈당을 조절

영양가가 높고 양질의 단백질을 포함한 조개류는 독특한 갯가의 풍미가 매력. 특히 바지락은 아미노산 점수 100으로 양질의 단백질을 섭취할 수 있는 식재료다. 조개는 간단한 양념으로도 충분히 풍부한 맛이 나므로 염분 섭취에 신경 쓰는 사람에게도 추천한다.

　바지락에는 빈혈을 개선하는 철분, 적혈구 생성을 촉진하는 비타민 B12가 함유되어 있어 건강한 혈액을 만드는 데 도움을 준다. 칼슘이 풍부하여 뼈와 치아를 튼튼하게 하고 골다공증의 예방에도 도움이 된다. 또 마그네슘이 들어 있어 골다공증 및 다른 종류의 생활 습관병 예방에도 작용한다. 바지락에는 DHA도 함유되어 있으며, 콜레스테롤을 낮추고 인슐린의 분비를 촉진하는 타우린 성분이 포함되어 있다.

항산화	항당화	항염증	암 예방	노화 예방	면역력 상승

check!

당질
바지락(40g·술찜)
⇨ 0.8g

AGE
바지락(150g·술찜)
⇨ 1307KU

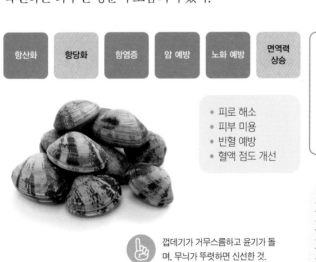

- 피로 해소
- 피부 미용
- 빈혈 예방
- 혈액 점도 개선

건강 성분
- 비타민 B12
- 칼슘
- 마그네슘
- 철
- DHA
- 타우린

껍데기가 거무스름하고 윤기가 돌며, 무늬가 뚜렷하면 신선한 것.

효능 UP 요령
AGE를 억제하면서 국물에 녹아든 영양소도 제대로 섭취할 수 있는 수프로 조리해 먹기를 추천.

09 굴
풍부한 아연과 미네랄이 활력을 증진

영양가가 높아 '바다의 우유'라고 불리는 굴은 아미노산 점수 100으로 양질의 아미노산을 함유하고 있는 보고. EPA와 DHA도 많이 들어 있다. 비타민 B12의 작용으로 신경통과 통증을 개선해 주며, 철과 구리, 미네랄이 풍부하다. 굴의 철분은 체내에 흡수되기 쉬워 빈혈 예방에 좋다. 또한 굴은 '아연'이 풍부한 식품으로 그 함유량이 모든 식품 중 최고 수준이다.

아연은 대사를 촉진하며 미각 장애 개선에도 도움을 주는 영양소로, 항산화와 면역력 향상에 기여한다. 굴의 깊은 맛을 만드는 글리코겐은 빠르게 에너지로 변한다는 특성을 가지고 있다. 게다가 간 기능을 높여주기도 한다. 피로 물질인 젖산의 증가를 막아주는 타우린의 작용도 있으며 피로 해소, 체력 증강에 도움을 준다.

 항산화 항당화 항염증  암 예방 노화 예방  면역력 상승

check!

당질
굴(120g·생) ⇨ 5.6g
굴 튀김(96g) ⇨ 14.0g

AGE
굴 기름에 절임(300g) ⇨ 940KU

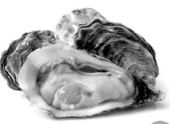

- 피로 해소
- 피부 미용
- 빈혈 예방
- 혈액 점도 개선

건강 성분
- 비타민 B12
- 칼슘
- 마그네슘
- 철 · 아연 · 구리
- EPA · DHA
- 타우린

 껍데기째 있는 것은 무거운 것, 벗긴 것은 살이 통통하고 검은 테두리가 짙은 것을 고른다.

효능 UP 요령
아연의 흡수를 돕는 비타민 C와 함께 먹는다. 레몬즙을 뿌려 먹는 것도 추천.

10 해조류
혈당치 상승 및 대장암 발병 위험 억제

당질 제한은 '주식을 거른다.'는 아주 간단한 방법으로 이루어진다. 하지만 '탄수화물(주식) = 당질 + 식이 섬유'이기 때문에 탄수화물을 전부 제한하면 당질뿐만 아니라 식이 섬유까지 제한되게 된다. 당질과 함께 거른 식이 섬유는 해조류로 보충해 나가도록 하자.

◆ 혈당치의 상승을 억제한다

미역, 콩, 톳 등에는 당질이 조금밖에 없다. 게다가 식이 섬유는 수분을 흡수하여 팽창하는 성질이 있어 혈당치를 높이지 않으면서도 포만감은 확실히 얻을 수 있다. 해조류는 씹었을 때 느낄 수 있는 맛이 있으므로 제대로 씹어서 먹어야 한다. 이것도 포만감 향상으로 이어지는 플러스 포인트가 된다.

　당질 제한을 실천할 때에는 식사 시 식이 섬유를 제일 먼저 섭취하도록 하자. 빨리 포만감을 얻을 수 있어 식사량이 자연스럽게 '70%'(140쪽 참조)로 줄어들게 되는데, 식이 섬유를 소화하는 데 시간이 걸리기 때문에 식사에서 섭취한 당질의 흡수가 늦어져 혈당이 급격히 상승하는 것을 억제할 수 있다.

◆ 장내 환경을 개선하여 대장암 위험을 감소시킨다

식이 섬유는 배변을 좋아지게 하여 장내 환경을 개선하고 대장암의 위험을 낮추는 것 외에도 염분과 식품 첨가물을 체외로 신속하게 배출시켜 준다. 장내 환경이 조성되면 면역력이 좋아져 몸 전체의 건강 상태도 같이 좋아진다. 또한 해조류에는 염분의 배설을 촉진하는 칼륨이 함유되어 있어 혈압 상승을 억제한다. 미역에는 칼슘과

> check!
>
> **당질**
> 미역(10g·생) ⇨ 0.2g
> 큰실말 식초(염장·소금 제거·40g) ⇨ 0.3g
>
> **AGE**
> 미역(20g·생) ⇨ 13KU

비타민 K도 함유되어 있어 두 가지를 동시에 섭취하면 뼈를 생성하는 데 도움이 된다.

항산화	항당화	항염증	암 예방	노화 예방	면역력 상승

미끈미끈의 정체는 식이 섬유

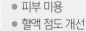
- 피부 미용
- 혈액 점도 개선
- 변비 개선

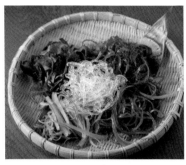

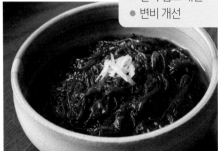

건강 성분

- 칼륨
- 칼슘
- 마그네슘
- 요오드
- 비타민 K
- 식이 섬유

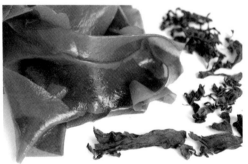

👆 시판 중인 드레싱에는 당질이 많으므로 주의.

효능 UP 요령

말린 해조류는 물에 담가 제대로 불린 후 사용할 것. 말린 해조류는 샐러드 외에도 식초와 된장으로 버무리거나 국물에 넣거나 하는 등 활용 범위가 넓으므로 상비해 두자. 해조 샐러드에 드레싱을 뿌릴 때는 당질이 포함되어 있지 않은지 확인하자.

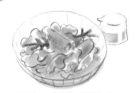

저당질 드레싱을 사용하자.

11 토마토
건강 파워 라이코펜 함유

식물에 포함되어 있는 빨강과 노랑 색소를 카로티노이드라고 한다. 토마토의 붉은색을 만드는 '라이코펜'은 이 카로티노이드 중 하나이다. 라이코펜은 활성 산소 생성을 억제하는 작용이 있어 노화나 암 예방에도 효과를 발휘하며, 항염증 작용도 발휘한다. 라이코펜은 β-카로틴의 2배, 비타민 E의 100배 이상의 항산화 작용을 하며 그 밖에도 혈당을 낮추고 피부의 재생을 촉진하며 LDL 콜레스테롤을 억제하는 등의 건강 효과가 있다.

라이코펜이 체내에 잘 흡수되게 하려면 조리할 때 토마토를 잘게 잘라 가열하는 것이 포인트다. 토마토는 혈관을 튼튼하게 하는 케르세틴, 항당화 작용이 있는 'α-리포산', 피부를 아름답게 하는 비타민 C도 포함되어 있다.

| 항산화 | 항당화 | 항염증 | 암 예방 | 노화 예방 | 면역력 상승 |

check!

당질
토마토(145g·생) ⇨ 5.3g
토마토 주스(200ml) ⇨ 6.6g

AGE
토마토(100g·생) ⇨ 23KU

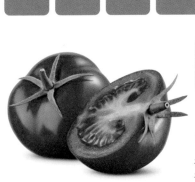

- 피로 해소
- 피부 미용
- 혈액 점도 개선

껍질에 얼룩이 없고, 꼭지는 짙은 녹색을 띠며, 단단하고 묵직한 것이 좋다.

건강 성분

- β-카로틴
- 비타민 E
- 비타민 C
- 칼륨
- α-리포산
- 케르세틴

α-리포산이란
당질의 대사를 촉진해 혈당을 안정시키고 피로 해소, 노화 예방, 아름다운 피부 만들기에 효과가 있다.

12 당근
β-카로틴의 항산화 작용으로 더 젊게

당근의 선명한 오렌지색은 'β-카로틴' 때문이다. β-카로틴은 체내에서 비타민 A로 전환되어 높은 항산화 작용을 발휘한다. 피부와 점막의 보호, 고혈압과 암 예방 등 노화로 인한 체내 산화가 일으키는 문제를 해결해 준다.

또한 당근에 들어있는 'α-리포산'은 항당화 작용을 하므로 당화를 억제해 AGE의 축적을 막아준다. 체내에 있는 여분의 염분을 배출해서 고혈압을 예방하는 칼륨과 혈당의 상승을 완만하게 하고 배설을 촉진하고 장내 환경을 정돈하는 식이 섬유도 들어 있어 노화 방지에 좋다. 여러 가지 건강 효과가 있는 당근이지만 뿌리채소의 대부분이 그렇듯 당질이 조금 높은 것이 걸림돌이다. 과식하지 않도록 주의하자.

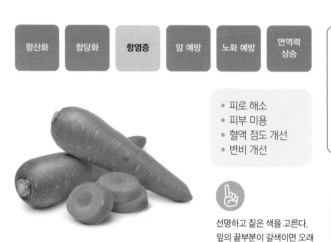

| 항산화 | 항당화 | 항염증 | 암 예방 | 노화 예방 | 면역력 상승 |

- 피로 해소
- 피부 미용
- 혈액 점도 개선
- 변비 개선

선명하고 짙은 색을 고른다. 잎의 끝부분이 갈색이면 오래된 것이다.

check!

당질
당근(48g·생) ⇨ 3.2g
당근 주스(200ml) ⇨ 13.0g

AGE
당근(100g·생) ⇨ 10KU

건강 성분

- β-카로틴
- 비타민 E
- 칼륨
- α-리포산
- 식이 섬유

일반적으로 당질의 양은 잎채소 → 열매채소 → 뿌리채소 순으로 늘어난다.
- **잎채소**   시금치, 양배추, 마늘, 브로콜리, 파 등등
- **열매채소**   토마토, 가지, 피망 등등
- **뿌리채소**   당근, 감자, 우엉 등등

13 브로콜리
풍부한 설포라판으로 항산화 효능 업

브로콜리는 '비타민 C 폭탄'이라는 별명도 있을 정도로 비타민 C가 듬뿍 들어 있다. 회춘 효과, 피로 해소와 암 예방, 항산화 작용도 높은 비타민 C를 효율적으로 섭취할 수 있다. 브로콜리에는 피부와 점막을 건강하게 유지하여 면역을 증가시키는 β-카로틴, 동맥 경화를 예방하고 높은 항산화 작용을 하는 비타민 E, DNA 합성에 필수적인 엽산, 골다공증 예방에 도움을 주는 비타민 K, 고혈압을 억제하는 칼륨, 식이 섬유 등이 가득하다. 또한 항AGE 효과가 높은 비타민 B1와 B6도 함유하고 있다. 게다가 항산화·항염증·해독 작용이 뛰어난 '설포라판'이 혈당을 내려 AGE의 축적을 막는다는 것도 확인되었다(설포라판은 브로콜리 싹에 풍부하다). 브로콜리를 생으로 먹으면 설포라판 섭취량이 증가한다.

| 항산화 | 항당화 | 항염증 | 암 예방 | 노화 예방 | 면역력 상승 |

check!

당질
브로콜리(30g·데침) ⇨ 3.2g
브로콜리 깨무침(브로콜리 60g) ⇨ 2.5g

AGE
브로콜리(100g·데침) ⇨ 226KU

- 피로 해소
- 피부 미용
- 혈액 점도 개선

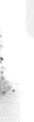

아삭하고 싱싱한 것이 좋다.

건강 성분

- β-카로틴
- 비타민 B1
- 비타민 B6
- 비타민 E
- 비타민 K
- 엽산
- 비타민 C
- 칼륨
- 식이 섬유
- 설포라판

효능 UP 요령

비타민 C나 설포라판은 수용성이라 수프나 국으로 조리해 먹기를 추천한다. 영양 가득한 줄기도 제대로 먹을 것.

14 시금치
눈의 노화를 방지하는 루테인이 풍부

시금치는 철분이 풍부한 데다 철분 흡수를 돕는 비타민 C나 뼈의 생성을 돕는 비타민 K도 풍부하다. 빈혈 예방 및 개선 효과가 탁월하며 당화·산화 예방에도 큰 도움이 된다. 풍부한 'α-리포산'이 당화를 억제해 AGE의 축적을 막아주므로 세포 산화로 야기되는 질병 및 노화를 방지한다. 천연 색소의 일종인 '루테인'을 포함하고 있어 백내장 등 노화에 의한 눈의 트러블을 예방하는 데 도움이 된다. 이 외에도 장의 염증을 억제해 대장암을 예방하는 성분도 있다고 알려졌다. 시금치의 옥살산이 결석의 원인이라고 알려져 있지만, 옥살산은 물에 데치면 녹아버리므로 크게 걱정할 필요는 없다. 엽산과 식이 섬유, β-카로틴도 풍부하여 당질을 제한한 식사의 건강 효과를 더욱 향상시켜 주는 채소이다.

항산화	항당화	항염증	암 예방	노화 예방	면역력 상승

check!

당질
시금치나물(60g) ⇨ 0.6g
시금치 샐러드(30g) ⇨ 0.9g
시금치 베이컨 소테(60g) ⇨ 0.2g

AGE
시금치(100g·생) ⇨ 82KU

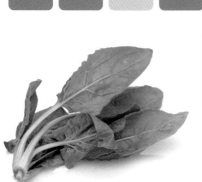

- 피로 해소
- 피부 미용
- 빈혈 예방
- 혈액 점도 개선
- 변비 개선

잎이 촉촉하고 윤기와 탄력이 있는 것을 선택한다. 뿌리 쪽의 붉은색이 진할수록 단맛이 있다.

건강 성분

- β-카로틴
- 비타민 K   • 엽산
- 비타민 C
- 칼륨   • 철
- α-리포산
- 식이 섬유

효능 UP 요령

식물은 추워지면 양분 농도를 높여 세포가 어는 것을 막는다. 시금치는 제철인 겨울에 비타민 C의 양이 3배 올라간다.

15 양배추
이소티오시아네이트가 암을 예방

양배추는 브로콜리와 같은 십자화과 채소이다. 십자화과 채소는 '이소티오시아네이트'라고 하는 매운맛 성분을 함유하고 있다. 이소티오시아네이트는 식욕 증진과 혈액을 맑게 해주며 암 예방에도 효과가 있다는 것이 밝혀졌다. 생양배추를 잘 씹어서 먹으면 이소티오시아네이트가 잘 흡수된다.

양배추에 포함된 '카베진'은 위장 점막을 튼튼하게 하고 궤양의 예방과 치료에 힘을 발휘한다. 돈가스 등 튀김에 곁들임 메뉴는 '채 썬 양배추'. 이 조합이 스테디셀러로 자리 잡은 것은 기름진 식사로부터 위장을 지키는 효과를 실감할 수 있기 때문일 것이다. 양배추에는 항산화 물질인 비타민 C도 듬뿍. 당화로 인해 위험이 증가하는 골다공증의 예방에는 칼슘의 뼈 생착을 촉진하는 비타민 K가 활약한다.

항산화	항당화	항염증	암 예방	노화 예방	면역력 상승

- 피로 해소
- 피부 미용
- 혈액 점도 개선

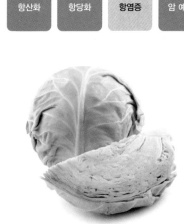

잎 사이에 틈이 없고 단단히 잎이 감겨 있는 것이 좋다. 잘라놓은 양배추는 줄기가 위까지 자라지 않은 것을 고른다.

check!

당질
양배추(30g·채 썰기)
⇨ 1.1g
양배추 된장국(30g)
⇨ 4.1g

AGE
양배추(100g·생) ⇨ 47KU

건강 성분
- 비타민 K
- 비타민 C
- 칼륨
- 칼슘
- 이소티오시아네이트
- 카베진

효능 UP 요령
비타민 C가 흘러나오므로 양배추를 자른 뒤 물에 담그거나 씻으면 안 된다. 가열 시간은 짧게.

16 양파·파
황화알릴이 항산화 작용 발휘

파나 양파를 자르면 눈이 시린데, 그것은 매운 성분인 '황화알릴'이 휘발했기 때문이다. 파와 양파 특유의 냄새 성분 외에도 황화알릴은 항산화 작용, 해독, 암 예방, 혈액 점도 개선, 콜레스테롤 저하, 냉증 개선 등 다양한 효능이 있다. 황화알릴은 여러 종류가 있고 그중에 '알리신'이라는 것이 있는데, 파와 양파에도 들어 있다. 알리신은 불안정한 물질이지만 비타민 B1과 결합하면 알리티아민이라는 안정된 물질이 된다.

비타민은 당질 대사에 필요하지만 수용성이기 때문에 체내에 모아둘 수 없다. 하지만 비타민 B1과 같은 기능을 하는 알리티아민은 체내에 장시간 존재할 수 있으며 또 흡수가 빨라 높은 피로 해소 효과를 발휘할 수 있다.

check!

당질
양파(100g·생) ⇨ 7.1g
양파 참치샐러드(양파 60g) ⇨ 5.0g
대파(100g·생) ⇨ 6.0g

AGE
양파(100g·생) ⇨ 36KU

항산화	항당화	항염증	암 예방	노화 예방	면역력 상승

* 피로 해소
* 피부 미용
* 혈액 점도 개선

껍질이 건조하고 윤기가 흐르는 것을 고른다.

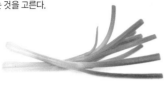

흰 부분이 까칠까칠하고 부드러우면 오래된 것이다.

건강 성분

양파
* 비타민 B6
* 비타민 C
* 칼륨
* 황화알릴

파
* β-카로틴
* 비타민 C
* 엽산 • 칼륨
* 칼슘 • 식이 섬유
* 황화알릴

효능 UP 요령

파의 녹색 부분에는 β-카로틴과 비타민 C가 풍부하다.

※ β-카로틴은 체내에서 비타민 A로 전환된다. 피부와 점막을 튼튼하게 하고 항산화, 면역력 향상에 기여한다.

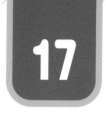

17 생강
당화 및 산화 예방, 면역력 향상

생강은 예로부터 동서양을 막론하고 약으로 사용되어 왔으며, 의료용 한약의 70% 이상에서 생강을 사용하고 있다. 생강 성분에 대한 연구가 진행된 현대에는 다양한 건강 효과가 밝혀졌다.

◆ 생으로 먹는 것과 가열해서 먹는 것은 다른 건강 효과

생강 특유의 자극은 매운맛 성분인 '진저롤(Gingerol)'과 '쇼가올(Shogaol)'로 구성되어 있다. 진저롤은 생강에 포함되어 있는 성분으로, 가열하면 진저롤이 '쇼가올'로 전환되어 당화를 억제해 AGE가 축적되는 것을 막아준다. 쇼가올의 항당화 작용은 정말 강력해서 식품 중에서도 최고 수준에 있다.

건강 작용은 쇼가올뿐만이 아니다. 가열 전 진저롤에는 산화를 억제하여 면역력을 높여주고 혈액 순환을 촉진하고 혈액을 맑게 하는 효과도 있다. 노화 대책에는 가열된 생강, 피로 해소 및 체력 증강에는 날생강을 사용하면 좋을 것이다.

◆ 건강 유지에 필수적인 식품

생강에 함유되어 있는 그 외의 성분에도 체열을 올리는 효과와 그에 따른 면역력 향상, 지방과 당의 연소 촉진, 운동 후 근육통 등의 염증 진정, 위장 기능 개선, 살균 작용이 있어 확실히 '약효 덩어리'라고 할 수 있다. 하지만 시중의 생강탕 등에는 당질이 많이 들어있으므로 주의해야 한다. 생강탕 등은 직접 만들고 단맛이 필요할 때는 꿀을 조금 넣는 정도로 하자.

check!

당질
생강(15g·생) ⇨ 0.7g
생강 감식초 절임(10g) ⇨ 1.1g

AGE
생강(10g·생) ⇨ 49KU

쇼가올이 당화를 억제하여 노화를 예방

- 피부 미용
- 혈액 점도 개선
- 체열 상승

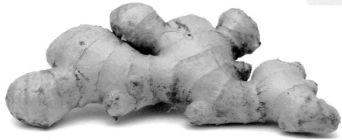

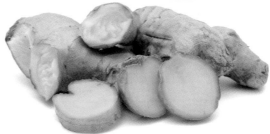

건강 성분

- 망간
- 쇼가올
- 진저롤

 뾰족한 돌기가 남아 있고 색이 균일하며, 자른 부분이 싱싱한 것을 선택한다. 모양은 뒤틀려도 괜찮다.

효능 UP 요령

항당화 작용을 끌어내리려면 고온 조리는 금물. 생강홍차, 생강탕, 수프에 첨가하는 등 100℃ 이하에서 조리한다. 생강은 인기가 높아 다양한 가공식품이 있지만, 첨가물이나 당분이 많이 들어 있는 것은 건강 효과를 기대할 수 없으므로 피해야 한다.

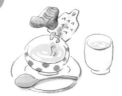

껍질 밑에 영양 성분이 많으므로 껍질째 갈아 쓰면 좋다.

18 마늘
냄새 성분 알리신이 당화 억제

마늘 하면 '체력 증강·강장 작용' 효과가 뛰어나다는 이미지가 강하지만, 당질 및 AGE 대책에도 유효한 성분을 가지고 있다. 마늘을 썰었을 때 강렬한 냄새가 나는 것은 황화알릴의 일종인 '알리신'(173쪽 참조) 성분 때문이다. 이 알리신이 마늘에 포함된 비타민과 결합하면 당의 대사도 촉진되므로 항당화·AGE 억제도 기대할 수 있다.

마늘은 췌장의 기능도 활성화시켜 혈당 조절에 도움이 된다. 비타민 B1을 함유한 돼지고기와 마늘을 결합한 요리로 효과를 더욱 강화하자. 알리신은 이 밖에도 항산화 작용과 함께 혈관을 확장시켜 혈액의 점도를 개선하는 건강 효과를 얻을 수 있다. 이러한 건강 효과를 얻기 위해서는 마늘을 썰거나 다져서 사용해 보자. 알리신은 세포가 부서졌을 때 생성되기 때문이다.

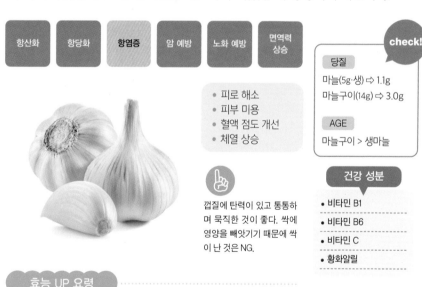

| 항산화 | 항당화 | 항염증 | 암 예방 | 노화 예방 | 면역력 상승 |

check!

• 피로 해소
• 피부 미용
• 혈액 점도 개선
• 체열 상승

당질
마늘(5g·생) ⇨ 1.1g
마늘구이(14g) ⇨ 3.0g

AGE
마늘구이 > 생마늘

껍질에 탄력이 있고 통통하며 묵직한 것이 좋다. 싹에 영양을 빼앗기기 때문에 싹이 난 것은 NG.

건강 성분
• 비타민 B1
• 비타민 B6
• 비타민 C
• 황화알릴

효능 UP 요령
저온 가열하면 알리신이 아조엔으로 바뀌어 항암 작용이 생긴다. 자극이 강하기 때문에 위장이 약한 사람은 날것은 피하고 양도 적게 먹도록 하자.

19 아보카도
양질의 지방으로 혈액을 깨끗하게

아보카도는 '숲의 우유'라고 불릴 정도로 영양소가 풍부하다. 그 진한 맛은 풍부한 지방분을 포함하고 있기 때문이다. 아보카도의 지방분은 올레인산과 리놀레산으로 혈액의 점도를 개선하고 동맥 경화 예방, 콜레스테롤을 낮추는 등 중장년층에게 좋은 건강 효과가 가득하다.

아보카도에는 면역 시스템을 강화하고 회춘 효과가 높은 비타민 E, 뼈를 건강하게 하는 비타민 K, 염분의 배설을 촉진하여 고혈압을 예방하는 칼륨, 항AGE 효과가 높은 비타민 B1과 B6가 풍부하다. 또한 식이 섬유의 작용으로 장을 깔끔하게 정돈해 준다. 장내 환경이 정돈되면 대장암의 위험이 감소되는 것 외에도 면역력 향상으로 이어진다.

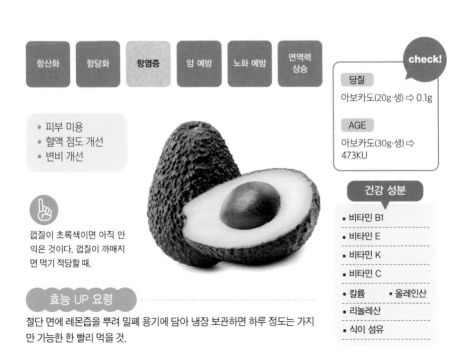

항산화	항당화	항염증	암 예방	노화 예방	면역력 상승

check!

당질
아보카도(20g·생) ⇨ 0.1g

AGE
아보카도(30g·생) ⇨ 473KU

- 피부 미용
- 혈액 점도 개선
- 변비 개선

껍질이 초록색이면 아직 안 익은 것이다. 껍질이 까매지면 먹기 적당할 때.

건강 성분

- 비타민 B1
- 비타민 E
- 비타민 K
- 비타민 C
- 칼륨 • 올레인산
- 리놀레산
- 식이 섬유

효능 UP 요령
절단 면에 레몬즙을 뿌려 밀폐 용기에 담아 냉장 보관하면 하루 정도는 가지만 가능한 한 빨리 먹을 것.

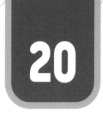

20 키위
강력한 항산화 작용으로 안티에이징

키위에 포함된 비타민 E와 C에는 노화 예방 효과가 있으며 피로 해소 작용도 있다. 쉽게 피로해지지 않는 젊은 몸을 만들도록 지원해 주는 것이다. 또 항AGE 효과가 뛰어난 비타민 B6와 고혈압 예방에 효과가 좋은 칼륨도 들어 있다. 섭취한 단백질을 신속하게 분해하는 효소도 들어 있어 고기를 든든히 먹었을 때 키위를 디저트로 먹으면 체하는 것을 방지한다.

당질 제한을 실행하다 보면 과일의 과당도 신경이 쓰일 것이다. 물론 키위도 혈당을 올리는 작용이 있다. 하지만 키위의 식이 섬유가 당질의 흡수를 억제하므로 혈당 상승은 느슨한 편이다. 그래도 다른 추천 식재료에 비해 당질이 많은 편이니 과다 섭취하지 않도록 주의하자.

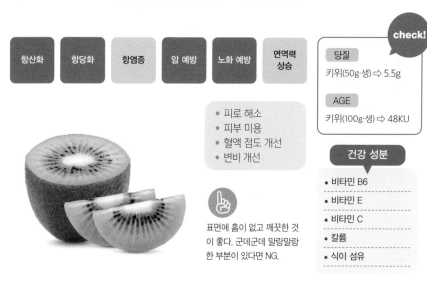

| 항산화 | 항당화 | 항염증 | 암 예방 | 노화 예방 | 면역력 상승 |

check!

당질
키위(50g·생) ⇨ 5.5g

AGE
키위(100g·생) ⇨ 48KU

- 피로 해소
- 피부 미용
- 혈액 점도 개선
- 변비 개선

표면에 흠이 없고 깨끗한 것이 좋다. 군데군데 말랑말랑한 부분이 있다면 NG.

건강 성분

- 비타민 B6
- 비타민 E
- 비타민 C
- 칼륨
- 식이 섬유

효능 UP 요령

고기 섭취 후에 키위를 먹으면 단백질을 분해하는 효소인 악티니딘의 작용으로 소화가 원활해져 위장의 부담을 줄일 수 있다.

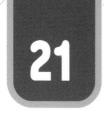

21 블루베리
AGE를 억제해 피부를 생기 있게

블루베리는 과일 중에서는 비교적 당질이 적기 때문에 당질 제한 실행 중에도 부담 없이 먹을 수 있다. 블루베리에 들어 있는 '안토시아닌'이라는 폴리페놀은 AGE를 줄이는 작용이 있다. 폴리페놀은 식물의 색소와 쓴맛이 나는 성분으로 높은 항산화력을 가지고 있으며, 안토시아닌은 피부 노화 예방에 효과적이다.

블루베리 추출액을 피부에 바르면 AGE의 축적으로 생긴 주름, 처짐, 칙칙함을 개선하는 작용이 있다는 것이 확인되었다. 블루베리에 의한 피부의 회춘 효과는 AGE 생성을 억제하는 약에 필적할 정도였다고 하니 놀랍다. 이 결과는 추출물을 직접 피부에 발라서 얻은 데이터이다.

항산화	항당화	항염증	암 예방	노화 예방	면역력 상승

- 피로 해소
- 피부 미용
- 혈액 점도 개선

check!

당질
블루베리(50g·생) ⇨ 4.8g
블루베리 잼(17g) ⇨ 6.7g

AGE
블루베리(100g·생) ⇨ 52KU

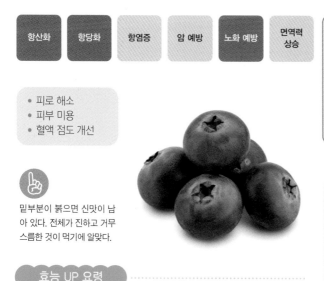

밑부분이 붉으면 신맛이 남아 있다. 전체가 진하고 거무스름한 것이 먹기에 알맞다.

건강 성분

- 비타민 E
- 비타민 C
- 망간
- 식이 섬유
- 안토시아닌

효능 UP 요령

저장 시에는 건조되지 않도록 밀폐 용기 등에 넣어 냉장고에. 수확하자마자 냉동하면 안토시아닌이 증가한다.

22 버섯
암과 성인병 예방에 탁월

버섯류는 당화나 AGE를 막아주는 비타민 B1, B2, B6이 풍부하고 피로를 신속하게 해소해 면역력을 높이는 효과도 있다. 버섯에 함유된 'β-글루칸'은 대식 세포의 작용을 활성화하고 세균과 바이러스에 대한 저항력을 높여 암과 성인병을 예방해 준다.

버섯의 영양소에서 강조할 것은 뭐니 뭐니 해도 풍부한 비타민 D이다.

◆ **암 예방 효과가 입증되었다**

일본 국립암연구센터의 연구를 통해 버섯이 암 발생률을 20% 이상 낮춘다는 것이 밝혀졌다. 해당 연구에 따르면 비타민 D 혈중 농도가 높은 사람들은 간암, 유방암, 난소암 등 대부분의 암 발병률이 억제되고 있었다.

비타민 D는 일광욕을 통해 체내에서 합성하는 방법과 음식을 통해 섭취하는 방법이 있다. 비타민 D 함유량 100g 중 최고는 아귀 간(110mg), 이어 멸치(61mg)인데, 아귀 간은 쉽게 구할 수 있는 것도 아니고, 멸치포는 염분이 신경 쓰인다. 한편 건조 목이버섯은 100g 중 85.4mg, 건조 표고버섯은 12.7mg의 비타민 D를 함유하고 있다. 가격이 저렴하며, 언제든지 구할 수 있고, 게다가 비타민 D 이외의 유효 성분도 섭취할 수 있는 버섯류는 실로 고마운 존재이다.

> **check!**
>
> **당질**
> 표고버섯(30g·생) ⇨ 0.4g
> 버섯 소테(콩나물 80g) ⇨ 1.2g
>
> **AGE**
> 표고버섯(100g·생) ⇨ 133KU

풍부한 식이 섬유로
독소를 배출

- 피로 해소
- 피부 미용
- 혈액 점도 개선
- 변비 개선

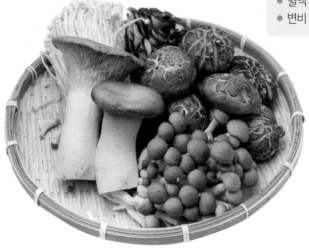

건강 성분

- 비타민 D · 비타민 B1
- 비타민 B2 · 비타민 B6
- 식이 섬유

 냉동 보존이 가능. 냉동 후에 가열 조리하면 효소의 작용으로 맛이 배가된다.

효능 UP 요령

물이 닿으면 악화 변성을 앞당기면서 영양소가 줄어들므로 물로 씻지는 않는다. 국산 버섯류는 고온 살균한 균상에서 재배하므로 더러울까 걱정하지 않아도 된다.

버섯을 믹서로 잘게 분쇄해 끓인 포타주 수프라면 버섯을 남김없이 맛볼 수 있어 추천한다.

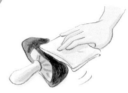

더러워진 부분은 휴지로 닦아 낸다.

23 콩(두부·콩가루·낫토)
양질의 단백질로 노화 예방

'밭의 고기'라 불리는 콩 단백질은 흡수율이 높아 체내에서 거의 완전하게 이용할 수 있는 양질의 것으로 아미노산 점수도 100. 콩에 함유된 이소플라본이라는 성분은 강력한 항산화 작용으로 세포의 악화 변성을 방지해 준다. 이소플라본은 여성 호르몬과 비슷한 기능을 하므로 완경(폐경) 후 골다공증의 위험을 억제해 준다. 게다가 지방이 쌓이지 않게 작용하기 때문에 다이어트에도 든든한 역할을 해줄 것이다. 콩에는 '회춘 비타민'이라고 불리는 비타민 E도 풍부하다.

◆ 만병의 원인인 '염증'을 가라앉힌다

TNF-α라고 하는 암화된 세포를 공격하는 물질이 있다. TNF-α가 과잉 생성되면 정상적인 세포까지 공격하여 염증을 일으키는데, 이소플라본이 TNF-α의 발생을 제어하여 염증을 억제한다는 사실이 알려졌다.

◆ 저녁 식사에 낫토를 먹어 혈전을 예방

발효 과정을 거치면서 건강 효과가 더욱 높아진 낫토는 매일 먹기를 권장하는 식품이다. 낫토의 끈적끈적한 성분인 낫토키나제는 혈전 예방, 혈액 점도 개선 효과가 있다. 낫토키나제의 효과는 식후 10~12시간은 지속되므로, 혈전이 생기기 쉬운 늦은 밤부터 아침까지 효과가 지속될 수 있도록 낫토는 저녁에 먹으면 좋다.

> **check!**
>
> **당질**
> 두부(연두부·150g) ⇨ 2.5g
>
> **AGE**
> 두부(90g·생) ⇨ 709KU
> 두부(90g·볶음) ⇨ 3477KU

　콩가루와 두유도 추천하지만, 설탕이나 첨가물 등 불필요한 것이 들어 있지 않은지 주의하자. 대두 제품인 두부는 주식 대신으로 최적이다. 당질 제한의 다이어트 효과에 콩의 건강 효과를 추가해 보자.

'낫토키나제'로
혈액 점도 개선, 혈전 예방

● 피로 해소
● 피부 미용
● 혈액 점도 개선

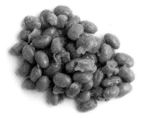

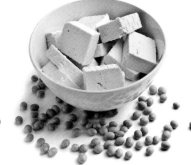

건강 성분

• 비타민 E

• 비타민 B1

• 엽산

• 칼륨

• 칼슘

• 철

• 마그네슘

• 식이 섬유

• 이소플라본

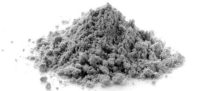

콩의 건강 효과를 해치는
첨가물에 주의.

효능 UP 요령

달걀흰자에 들어 있는 아비딘이 낫토에 들어 있는 피부 미
용 효과가 높은 비오틴의 작용을 방해하므로, 낫토에 날달
걀을 섞어 먹을 때는 노른자만 넣도록 한다. 낫토키나제 효
소는 50℃에서 힘이 빠지고 70℃에서는 활동할 수 없게 되
므로 조리 시에는 저온으로 한다.

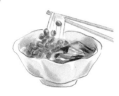

낫토와 김치를 함께 먹으면
장내 환경이 건강해진다.

24 엑스트라 버진 올리브오일
혈당치 조절에 탁월

올리브오일은 혈당을 조절하는 작용을 한다. 당질의 흡수를 억제하고, 혈당의 심한 변동을 나타내는 '혈당 스파이크'(28쪽 참조)를 막아주는 것이다.

◆ 당질을 섭취한다면 올리브오일을 추가하자

당질 제한을 실천하는 동안에는 빵이나 파스타는 가급적 피해야 하는 메뉴이다. 하지만 꼭 먹고 싶을 때는 빵이나 파스타에 올리브오일을 첨가하여 먹도록 하자. 올리브오일이 당질 흡수를 억제하여 혈당의 심한 변동으로 인한 혈관 손상을 막아준다. 올리브오일에 다량 함유되어 있는 올레인산은 LDL 콜레스테롤을 낮추고 혈액을 매끈매끈하게 해준다.

◆ 올리브오일로 젊음을 유지한다

올리브오일은 산화 및 AGE를 억제하여 '노화 예방'에도 강한 힘을 발휘한다. 올리브오일에 함유된 '하이드록시 타이로솔'이라는 성분이 뇌 기능 저하를 막아주는 것이다. 이뿐만 아니라 피부를 건강하게 유지하고 활성 산소의 증가와 AGE를 억제하는 효과도 있으므로, 중장년기에 진입하면 올리브오일을 음식과 함께 적극적으로 섭취하자.

check!

당질
올리브오일(4g·1작은술)
⇨ 0.0g

AGE
엑스트라 버진 올리브오일(5ml) ⇨ 502KU

올리브오일의 회춘 효과는 실로 믿음직하지만, 이 효과는 '신선한 엑스트라 버진 올리브오일'이기 때문에 얻을 수 있다. 싼 것이거나 제조하고 나서 시간이 경과된 것에는 이런 효과가 없다고 생각하자.

항산화	항당화	항염증	암 예방	노화 예방	면역력 상승

올레인산이 혈관과 혈액을 보호한다

- 피로 해소
- 피부 미용
- 혈액 점도 개선

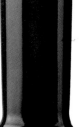

건강 성분

- 비타민 E
- 올레인산
- 하이드록시타이로솔

빛에 닿으면 악화 변성되므로 차광 병에 들어 있는 것을 선택한다.

효능 UP 요령

되도록 가열하지 않고 섭취하는 것이 바람직하다. 있는 그대로 한 숟가락을 따라 마셔도 되고, 조미료처럼 음식에 뿌려도 된다. 질 좋은 식초와 소금, 후춧가루를 넣고 섞으면 직접 만든 수제 드레싱이 금방 완성된다.

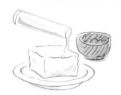

된장국이나 냉두부에도 어울린다.

25 식초
식품의 AGE를 줄여 노화 방지

식초는 쌀과 보리 등의 곡물, 사과나 포도 등의 과일을 발효시킨 후 숙성 기간을 거쳐 완성된다. 식초의 '시큼함'은 초산, 구연산 등에 의한 것으로 이들 성분은 대사를 활발하게 하는 작용을 한다. 음식물을 효율적으로 에너지로 바꿔 스태미나 증강으로 이어지며, 피로 물질인 젖산을 빠르게 분해한다. 피곤할 때 신 것이 먹고 싶어지는 것은 이러한 작용에 의한 것이다.

식초는 혈당을 낮출 뿐 아니라 식품에 있는 AGE를 낮추는 효과도 있다 (124쪽 참조). 당질 제한식에 식초를 추가하면 AGE 제한도 동시에 할 수 있으므로, 요리할 때뿐 아니라 물에 희석해 수시로 마시면 좋을 것이다. 또 식초는 다이어트와 장내 환경을 정돈하는 효과도 있다. 단, 합성 식초나 폰즈 소스류로는 건강 효과를 보기 어려우니 천연 양조 식초를 사용해야 한다.

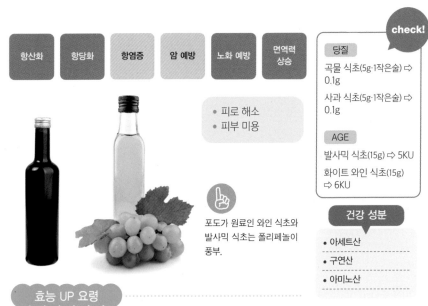

항산화	항당화	항염증	암 예방	노화 예방	면역력 상승

- 피로 해소
- 피부 미용

포도가 원료인 와인 식초와 발사믹 식초는 폴리페놀이 풍부.

check!

당질
곡물 식초(5g·1작은술) ⇨ 0.1g
사과 식초(5g·1작은술) ⇨ 0.1g

AGE
발사믹 식초(15g) ⇨ 5KU
화이트 와인 식초(15g) ⇨ 6KU

건강 성분
- 아세트산
- 구연산
- 아미노산

효능 UP 요령

요리할 때 양념으로 사용하는 것 외에 과일 식초 등은 탄산수에 희석해 마셔도 된다. 식초를 더하면 소량의 소금 간도 강하게 느낄 수 있으므로 저염식에도 사용할 수 있다.

26 홍차·녹차, 커피
폴리페놀이 당화·산화 반응 억제

당질 제한과 AGE 제한을 시작하면 이전에는 무관심하게 섭취했던 탄산 음료, 캔커피 등을 끊게 된다. 드디어 '몸에 좋은 양질의 맛'을 즐길 때가 왔다고도 말할 수 있다. 폴리페놀(179쪽 참조)이 풍부한 홍차·녹차, 커피를 꼭 즐겨보자. 홍차의 '홍차 폴리페놀'은 당화를 막고 녹차의 '카테킨'은 AGE의 생산을 90% 이상 억제해 항암 작용도 인정되고 있다.

커피에 포함된 '클로로겐산'은 높은 항산화 작용이 있으며, 커피를 자주 마시는 사람은 사망률, 당뇨병 발병률이 모두 낮다는 연구 결과가 있다. 단, 카페인을 많이 섭취하면 불면증, 부정맥 등을 일으킬 수 있으므로 최대 하루 4~5잔 이내로 마시자.

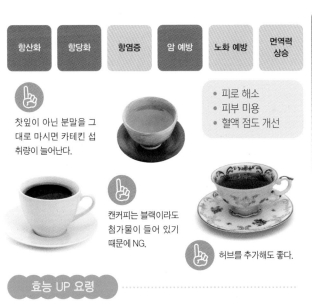

check!

| 항산화 | 항당화 | 항염증 | 암 예방 | 노화 예방 | 면역력 상승 |

찻잎이 아닌 분말을 그대로 마시면 카테킨 섭취량이 늘어난다.

• 피로 해소
• 피부 미용
• 혈액 점도 개선

캔커피는 블랙이라도 첨가물이 들어 있기 때문에 NG.

허브를 추가해도 좋다.

당질
홍차(150ml) ⇨ 0.2g
녹차(150ml) ⇨ 0.3g
커피(150ml) ⇨ 1.1g

AGE
홍차(250ml) ⇨ 5KU
인스턴트커피(250ml) ⇨ 12KU

건강 성분
홍차
• 홍차 폴리페놀
녹차
• 카테킨
커피
• 클로로겐산

효능 UP 요령
홍차나 녹차는 오래 두면 떫은맛이나 알싸한 맛이 나기 때문에 갓 끓인 차를 마신다.

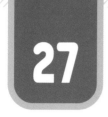

27 레드 와인·화이트 와인
혈당을 낮추고 항산화 작용

알코올은 혈당을 낮추는 효과가 있지만, 맥주나 사케 등은 당질이 높기 때문에 그런 효과는 기대할 수 없다. 당질이 낮고 건강 효과가 더 좋은 술이라고 하면 뭐니 뭐니 해도 와인이다.

레드·화이트 와인은 저마다의 장점이 있다. 레드 와인의 폴리페놀(179쪽 참조)은 포도의 껍질과 씨앗에 들어 있으며 항산화 작용이 높고 동맥 경화나 암을 예방해 준다. 화이트 와인은 과피와 씨앗을 제거하고 만들기 때문에 폴리페놀 양은 레드 와인에 미치지 못하지만, 빠르게 소화·흡수되어 빠르게 항산화 작용을 발휘한다는 장점이 있다. 또한 화이트 와인에 함유된 미네랄 성분은 살을 빠지게 하는 효과가 있다.

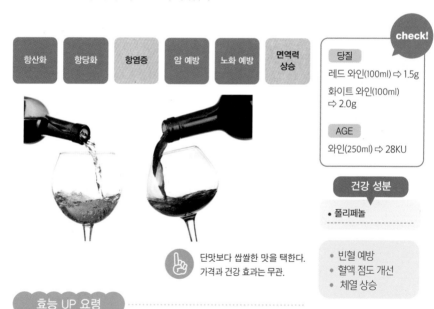

항산화	항당화	항염증	암 예방	노화 예방	면역력 상승

check!

당질
레드 와인(100ml) ⇨ 1.5g
화이트 와인(100ml) ⇨ 2.0g

AGE
와인(250ml) ⇨ 28KU

건강 성분
• 폴리페놀

• 빈혈 예방
• 혈액 점도 개선
• 체열 상승

단맛보다 쌉쌀한 맛을 택한다.
가격과 건강 효과는 무관.

효능 UP 요령
초여름부터 초가을까지는 상온 보관을 피한다. 냉장고에 보관한다면 약간 온도가 높은 채소실에 넣는다.

28 견과류·초콜릿
LDL 콜레스테롤을 감소시켜 혈전 예방

견과류와 초콜릿 모두 '살찌는 음식'이라는 이미지로 알려져 있지만, 당질 제한의 관점에서는 '추천 간식'이다. 견과류에 들어 있는 올레인산이나 리놀레산과 같은 지질은 LDL 콜레스테롤을 감소시켜 혈전을 예방해 준다.

비타민, 미네랄, 식이 섬유 등도 들어 있는 견과류는 천연 종합 영양제라고 할 수 있다. 씹는 맛이 좋고 포만감도 높아 간식으로 딱이다. 초콜릿은 카카오 70% 이상, 가능하면 90% 이상 함유된 것이 당질도 낮아서 추천. 초콜릿의 장점은 뭐니 뭐니 해도 '카카오 폴리페놀'이 풍부하게 들어있다는 것이다. 초콜릿에 함유된 식이 섬유 및 미네랄과 함께 항산화·항염증 작용을 하며 동맥 경화나 암을 예방해 준다.

check!

당질
마카다미아너트(양념·10g) ⇨ 0.6g
캐슈너트(양념·10g) ⇨ 2.0g
판 초콜릿(우유·10g) ⇨ 5.1g

AGE
아몬드(로스트·30g) ⇨ 1955KU
캐슈너트(로스트·30g) ⇨ 2942KU

항산화	항당화	항염증	암 예방	노화 예방	면역력 상승

- 피로 해소
- 혈액 점도 개선
- 체열 상승

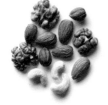

 생산지 및 첨가물을 확인하여 안심할 수 있고 안전한 것을 선택한다. 튀긴 것은 AGE가 많으므로 선택하지 않는다.

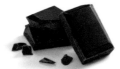

 당분과 유제품을 듬뿍 사용한 초콜릿이라면 건강 효과는 기대할 수 없다.

건강 성분

견과류
- 칼륨
- 칼슘
- 마그네슘
- 올레인산
- 리놀레산
- 식이 섬유

초콜릿
- 카카오 폴리페놀
- 식이 섬유

효능 UP 요령
간식은 뭔가를 하면서 먹으면 포만감을 얻을 수 없으므로 하던 작업을 중지하고 먹도록 하자.

사람은 왜 늙는가? 건강과 젊음, 두 마리 토끼를 모두 잡으려면?

과거에 핫했던 싸이월드가 최근 다시 소환되었다. 10년, 15년 전 싸이월드에 올렸던 사진들을 보며 즐거웠던 추억에 빠져 행복해하겠지만, 채 5분도 지나지 않아 지금의 모습과 다른 나를 느끼면서 씁쓸한 기분도 들었을 것이다. '나이를 먹는다'는 것만큼 씁쓸하고 외로운 말이 없다. 여러분도 그 시절 그 모습으로 건강하게 인생을 즐기고 싶지 않은가?

2016년 〈지방의 누명〉이라는 TV 프로그램을 통해 소개되어 엄청난 붐을 일으켰던 '저탄수화물 고지방 식단(이하 저탄고지)'을 기억하는가? (이 책에서는 '당질 제한'이라는 용어를 쓰는데 같은 개념이라 생각하면 된다.) 당시 마트에 버터가 동이 나 품귀 현상까지 빚어질 정도로 대대적인 인기를 끌었다. 먹고 싶은 만큼 먹어도 살이 빠지는 신기한 현상. 우리 시대에 살을 쉽게 뺀다는 것만큼 더 흥미로운 주제는 없을 것이다. 수많은 사람이 이에 매료되어 저탄고지 식단에 뛰어들었지만, 한편으로는 의문을 제기하는 사람도 많았다.

"이렇게 계속 탄수화물을 적게 먹다가 몸에 탈이 나지 않을까?"
"혈관이 딱딱하게 굳어서 다 막혀버리진 않을까?"
"매일 버터와 삼겹살을 먹다가 빨리 늙어버리진 않을까?
"이 식단을 계속 유지할 수 있을까? 한 달 만에 벌써 질린다."

저탄고지 식단을 시도해 본 사람이라면 이런 고민을 누구나 한 번쯤은 했을 것이다. 살이 잘 빠지기는 하지만 왠지 계속하면 안 될 것 같다는 걱정을 하거나, 기존 다이어트를 하던 방식대로 목표 체중을 달성한 후에는 예전의 식사로 돌아가는 사람들도 많았다. 그런데 저탄고지 식단은 정말 위험할까?

인간은 배부른 것에도, 당질에도 익숙하지 않은 몸으로 태어나지만, 현대 사회는 너무나도 지나친 양의 당질에 노출되어 있다. 이런 환경에서 당질을 과도하게 섭취하면서 인간은 각종 질병과 가속화되는 노화, 비만이라는 3가지 문제에 직면하게 되었다.

저자는 이 책에서 노화의 근본적인 원인을 당질 과잉 섭취라고 분석한 뒤 해결책으로 '당질 제한' 식단을 제시한다. 노화를 가속화하는 근본 원인은 물론이고 이를 해결하기 위한 구체적인 방법을 친절한 설명과 이해하기 쉬운 삽화로 가르쳐준다.

이 책을 통해 '건강'과 '젊음', 두 마리 토끼를 잡기 바란다. 다이어트 효과는 저절로 따라오게 될 것이니 놀라지 마시라.

이제 여러분의 선택만 남았다. 당질 제한을 언제 시작할 것인가!

번역 및 감수자 황성혁

Original Japanese title: KETTEIBAN TOSHITSU OFF NO KYOKASHO
Copyright @ 2021 Zenji Makita
Original Japanese edition published by SHINSEI Publishing Co., Ltd.
Korean translation rights arranged with SHINSEI Publishing Co., Ltd.
through The English Agency (Japan) Ltd. and Danny Hong Agency
Korean translation rights @ 2022 by BOOKDREAM Inc.

식사만 바꿔도 젊어집니다

-항노화 전문의가 알려주는 늙지 않는 식사법

1판 1쇄 발행 2022년 7월 22일
1판 4쇄 발행 2024년 3월 7일

지은이 마케타 젠지 | **옮긴이** 황성혁
펴낸이 이수정 | **펴낸곳** 북드림
기획 및 진행 신정진, 김재철

등록 제2020-000127호
주소 경기도 남양주시 다산순환로20 C동 4층 49호 (현대프리미어어 캠퍼스)

전화 02-463-6613 | **팩스** 070-5110-1274
도서 문의 및 출간 제안 suzie30@hanmail.net

ISBN 979-11-91509-33-5 (03510)

※ 책값은 뒤표지에 있습니다.

※ 잘못된 책은 구입처에서 교환해 드립니다.